Dr. Günter Harnisch

Die Chinesische Heillampe

Ein Lebensenergie-Spender nach der Traditionellen Chinesischen Medizin

Hinweis
Dieses Buch dient der Information über Möglichkeiten der Vorbeugung und Selbsthilfe bei Erkrankungen. Wer sie anwendet, tut dies in eigener Verantwortung. Autor und Verlag beabsichtigen nicht, individuelle Diagnosen zu stellen oder Therapieempfehlungen zu geben. Die Informationen in diesem Buch sind nicht als Ersatz für professionelle therapeutische Hilfe bei gesundheitlichen Problemen zu verstehen.

4521 Schiedlberg/Austria, Waidern 42
E-Mail: verlag@bacopa.at, office@bacopa.at
www.bacopa.at, www.bacopa-verlag.at

Printed in the EU

ISBN: 978-3-902735-26-3
12. Auflage, 2026

Dr. Günter Harnisch

Die Chinesische Heillampe

Ein Lebensenergie-Spender nach der Traditionellen Chinesischen Medizin

BACOPA VERLAG

Medikamente bei Krankheiten zu verabreichen,
die sich bereits entwickelt haben,
und das Chaos zu unterdrücken,
das bereits im Gange ist,
lässt sich vergleichen mit dem Verhalten von Menschen,
die mit dem Bohren eines Brunnens beginnen,
wenn sie Durst empfinden.

Aus dem Gesundheitsbuch des Gelben Kaisers,
aufgeschrieben vor rund 2000 Jahren in China

Inhalt

Einleitung

Immer mehr Menschen in unserer westlichen Zivilisation leiden unter einem Mangel an Lebensenergie. Die Zahl der chronisch Kranken steigt bei uns deutlich an, wie eine neuere Studie der Weltgesundheitsorganisation WHO zeigt. Typische Zivilisationserkrankungen breiten sich aus.

Die Schulmedizin hat dem wenig entgegenzusetzen. Doch die Menschen suchen nach Alternativen. Bewährte Heilmethoden wie die Akupunktur und ihr verwandte Richtungen erfreuen sich großer Beliebtheit.

Die Zukunft gehört der energetischen Medizin. Sie ist eine Medizin der Schwingungen. Krankheit versteht sie als ein Abweichen vom harmonischen Schwingungsbild. Heilung tritt ein, wenn es gelingt, die Harmonie der Schwingungen im Organismus wieder herzustellen.

Aus der modernen Physik wissen wir, dass alles im Kosmos aus Schwingungen besteht. Nichts ist feste Materie. Die Ergebnisse dieser Wissenschaft sind messbar und überprüfbar. Die Naturmedizin, die Traditionelle Chinesische Medizin (TCM) ebenso wie die Homöopathie, sie alle beruhen auf diesen Erkenntnissen. Sie muten den Kranken nicht länger zu, ihren Körper durch chemische Gifte der Pharmaindustrie zusätzlich zu belasten und statt der bisherigen Krankheitssymptome neue zu erzeugen. Die Behandlung Kranker mit der chemischen Keule ist gegen die Natur. Sie schwächt die Lebenskraft der Menschen, anstatt sie zu stärken.

Die herkömmliche westliche Medizin kennt den Begriff Lebenskraft nicht einmal. In der Ausbildung der jungen Mediziner kommt er nicht vor. In der Volksheilkunst vieler Völker, von China, Tibet, Indien bis zur schamanischen Medizin der Indianer in Amerika, weiß man dagegen seit Jahrtausenden um die zentrale Bedeutung dieser alles Leben erhaltenden Energie. Seit uralter Zeit ist dort bekannt, dass das Fließen der Lebensenergie mit dem Atmen zusammenhängt, mit der Körperhaltung, der Nahrung, dem Denken und Fühlen, dem Lauf der Jahreszeiten, den Gesetzen von Natur und Kosmos.

Die Heilerinnen und Heiler vieler alten Kulturen sehen ihre Aufgabe darin, Krankheit zu heilen, indem sie den Fluss der Lebensenergie stärken. Die moderne westliche Ganzheitsmedizin ist dabei, diesen Weg wieder zu entdecken und ihn zu gehen.

Dieses Buch will hierzu einen Beitrag leisten, indem es einfache, doch die Lebenskraft ungemein stärkende Heilmethoden zeigt. Dabei greift es auf jahrtausende altes Wissen der Völker zurück, nutzt aber zugleich die Erkenntnisse und Erfindungen unseres modernen technisches Zeitalters.

Knapp 30 Jahre ist es her, seit die „Chinesische Wunderlampe“ ihren Siegeszug um die Welt antrat. Zuvor hatte sie sämtliche Tests in internationalen Instituten und Kliniken glanzvoll bestanden. Forscher mit Erfahrungen aus der Traditionellen Chinesischen Medizin (TCM) entwickelten den Heilstrahler. Er ist imstande, den Energiefluss im ganzen Körper anzuregen und zu regulieren. Das Gerät wirkt durch milde Wärme in Verbindung mit besonderen Tonerden. Spezielle Lehmsorten nutzen die Menschen ja schon seit Jahrtausenden erfolgreich zu Heilzwecken, besonders bei Rheuma und Arthrose.

Die Erfinder der Chinesischen Heillampe erhielten bereits zahlreiche Auszeichnungen, unter anderem die Gold- und Silbermedaille auf den internationalen Erfindermessen in Brüssel und in Zagreb. Inzwischen finden ihre Heilstrahler weltweit erfolgreichen Einsatz in Kliniken ebenso wie in den Praxen der Ärzte und Heilpraktiker. In Millionen privater Haushalte, von China bis in die USA, wenden Kranke diese Geräte selbst an. Die Heillampe hilft ihnen, wieder gesund zu werden. Und eine Extraportion Lebenskraft schenkt sie ihnen dazu.

Als Leiter des *Arbeitskreises: gesund leben* arbeite ich seit rund 20 Jahren mit unterschiedlichen Modellen des Heilenergiestrahlers aus China. Ich konnte dabei wertvolle Erfahrungen mit Vorläufern der modernen Heilstrahler sammeln, ebenso aber auch die neuesten Generationen der TDP-Lampen kennen und schätzen lernen. In mehreren Arbeitsgruppen haben wir mit den Chinalampen therapeutisch gearbeitet, geforscht, erprobt und Heilungsberichte gesammelt. Die Ergebnisse sind so überzeugend, dass ich sie in diesem Buch der Öffentlichkeit vorstellen möchte. Die China-Heillampen haben sich inzwischen weltweit bewährt. Daher ist es Zeit für ein Buch, das auf den gesamten bisher mit ihnen gesammelten Heilerfahrungen aufbaut und zugleich die neuesten Erfahrungen und Entwicklungen berücksichtigt. Ich bin der Anregung des Verlegers Walter Fehlinger gern gefolgt, dieses Buch zu schreiben. Mein besonderer Dank gilt ihm und seinen verlegerischen Initiativen auf dem Gebiet der Naturheilkunde, vor allem der Chinesischen Medizin. Seinem Engagement ist es zu danken, dass unschätzbar wertvolle Erfahrungen aus der Volksmedizin des Ostens neu mit Leben erfüllt und für die moderne Ganzheitsmedizin des Westens verfügbar sind. Herzlich danken möchte ich auch Kurt Strohecker und seiner Frau Xue Quin für wertvolle Anregungen und Hilfen, sowie den Mitgliedern des *Arbeitskreises: gesund leben* für ihren Einsatz um die Erprobung der Anwendungsmöglichkeiten der China-Heillampe. Besonderer Dank geht an Johannes Zachhuber, der sich mit viel Einfühlungsvermögen, Geduld und Können der grafischen Gestaltung dieses Buchs angenommen hat – und schließlich an meine Frau Katrin. Sie hat – wie bei fast allen meinen Büchern – die kritische Durchsicht übernommen und durch manch wertvollen Tipp zum Gelingen des Buchs beigetragen.

Dem Buch selbst wünsche ich, dass es seinen Weg zu den Leserinnen und Lesern findet und ihnen hilft, ihre eigene Selbstheilungskraft wirksam zu entfalten und dabei viel an Lebensfreude zu finden, denn Gesundheit ist Lebensfreude.

Ausdrücklich möchte ich Sie, liebe Leserinnen und Leser, ermutigen, Ihre eigenen Erfahrungen mit dem China-Energiestrahler zu sammeln und zu erproben. Noch längst sind nicht alle Anwendungsmöglichkeiten bekannt. Die Zahl der Krankheiten auf dieser Welt ist so unendlich groß, dass wohl noch Jahrzehnte vergehen werden, bis die China-Heillampe an ihnen allen auf ihre Heilwirksamkeit hin getestet sein wird. Die Geräte selbst sind technisch sehr gut ausgereift, geprüft, getestet, vielfach prämiiert und weltweit anerkannt, bei Laien ebenso wie bei professionellen Heilern, in Krankenhäusern ebenso wie in Heilpraxen und in privaten Haushalten.

Warendorf, im Frühling 2013
Dr. Günter Harnisch

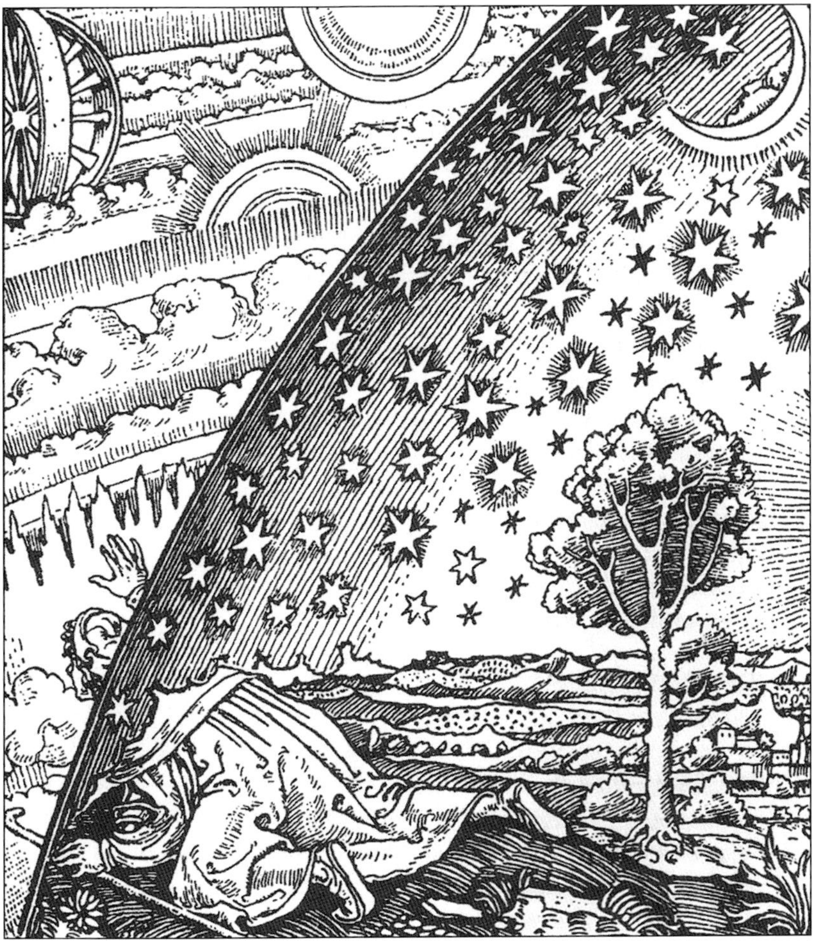

Abbildung 1: Durchbruch

In der Geschichte der Menschheit durchbrachen immer wieder einzelne Menschen die Grenzen des bisherigen Weltbildes ihrer Zeit. Manchmal bezahlten sie ihren Mut mit dem Leben oder mit ihrer Freiheit. Oft zwangen die Mächtigen sie, zu widerrufen oder zu schweigen. Doch nie ließ sich der Durchbruch zu einem neuen Weltbild dauerhaft verhindern. Gegenwärtig stehen wir inmitten einer solchen Umbruchssituation im Heilwesen. Alte, dogmatisch erstarrte Vorstellungen der Schulmedizin beginnen zu bröckeln. Visionen neuer, alternativer Heilmethoden zeichnen sich ab.

Eine geniale Erfindung nimmt ihren Weg um die Welt

Tief im Süden Chinas gibt es eine Gegend, in der die Menschen auffallend gesund sind und ein äußerst hohes Alter erreichen. Selbst die Tiere auf den Weiden gedeihen dort besonders gut, und das Wachstum auf den Feldern ist ausgesprochen üppig. Viele Menschen in China wussten um dieses Paradies an Lebensfülle und Fruchtbarkeit. Doch dem Biochemiker und Erfinder des chinesischen Heilenergiespenders Shi Zong Ming gelang es als Erstem, dem Geheimnis auf die Spur zu kommen. Er reiste immer wieder in diese Region, um die Lebensbedingungen der Menschen dort genauer unter die Lupe zu nehmen. Was er herausfand, war ebenso überraschend wie einfach: Die Lösung des Rätsels lag in der Beschaffenheit des Bodens. Sie schuf im wahrsten Sinne des Wortes die Grundlage für die ungewöhnliche Gesundheit und Langlebigkeit der Menschen und Tiere, die auf diesem Boden lebten. Die Erde dort enthielt viel Ton mit einer ungewöhnlich breit gestreuten Palette an Mineralien darin.

Die Erkenntnis, dass die Bodenbeschaffenheit Rückschlüsse auf den Gesundheitszustand der Menschen zulässt, die ihr Leben lang auf diesem Boden wohnen, ist nicht so neu. Seit Jahrtausenden weiß man um die Heilkraft bestimmter Lehmarten. Doch der Biochemiker Shi Zong Ming fand einen anderen, ganz neuen Weg, seine Erkenntnisse über den Zusammenhang zwischen Boden und Gesundheit anzuwenden: Er schuf ein genial einfach zu handhabendes, therapeutisch hochwirksames Instrument, das jedem Menschen auf der ganzen Welt die Möglichkeit schafft, an den paradiesischen Gesundheitsbedingungen jener abgelegenen Region irgendwo im Süden des Riesenlandes China teilzuhaben.

Das ist eine Pionierleistung ungewöhnlicher Art. Die Forscher, Kliniker und Gesundheitsbehörden in China erkannten ihren hohen Wert für die Gesundheit des Landes. Sie förderten den serienmäßigen Bau des Heilenergiestrahlers und dessen Erfinder, wo sie nur konnten. Er erhielt geeignete Produktionsstätten in Tianjin, in denen inzwischen 6000 Mitarbeiter seinen Lebensenergiespender in Serienproduktion herstellen. Und er fand südkoreanische Geldgeber, welche die Produktion in großem Stil förderten und ausweiteten.

Der Erfolg breitet sich aus

Der Erfolg verbreitete sich schnell über die Grenzen Chinas hinaus bis ins westliche Ausland. 1991 erhielt Shi Zong Ming auf der 40. weltweiten Erfindermesse „Eureka“ in Brüssel die Goldmedaille für seine Erfindung und den Orden „Merite de l'invention“. Schon 1989 erfolgten erste klinische Untersuchungen an mehr als 2600 Patienten und Patientinnen, die bemerkenswerte Heilerfolge dokumentierten. Professor Wang Hongtu, Direktor der Lehr- und Forschungsabteilung an der bis ins westliche Ausland hin bekannten und angesehenen „Schule für Traditionelle Chinesische Medizin“ in Beijing, fasste das Ergebnis der Tests so zusammen:

> „...*Mit dem Gerät kann man eine umfassende Regulation und Heilung erzielen. Zum Beispiel lässt sich Hypertonie (Bluthochdruck) ebenso heilen wie Hypotonie (niedriger Blutdruck), was belegt, dass durch das Gerät das Missverhältnis der körperlichen Funktionen beseitigt wird und gegensätzliche Leiden reguliert werden können.*“

Der Erfinder gab seinem Lebensenergiespender damals den Namen Zi Zhu – zu deutsch: „Hilf dir selbst“. Er unterstrich damit seine Absicht, ein Heilgerät zu entwickeln, das auch medizinische Laien problemlos bedienen und ohne schädliche Nebenwirkungen nutzen können. Viele Jahre hindurch hielt sich diese Bezeichnung erfolgreich überall in der Welt – bis inzwischen Generationen neuer, weiterentwickelter Geräte mit neuer Typenbezeichnung sie ablösten. Aber am Erfolg des Grundkonzepts der Selbsthilfe für Laien änderte sich nichts Grundsätzliches. Inzwischen haben die modernen China-Heilstrahlgeräte weltweit Eingang in die Praxen ganzheitlicher Heiler und Heilerinnen und selbst in die Krankenhäuser gefunden. Ebenso sind sie aber in den privaten Haushalten unendlich vieler Menschen vertreten, die nach hilfreichen Alternativen auf ihrem Weg zur Gesundheit suchen.

Die geistigen Vorfahren des China-Energiestrahlers in Ost und West

Die Idee, Mineralien, Spurenelemente und andere, bis heute noch nicht in allen Einzelheiten erforschte Wirkstoffe aus dem Erdboden zur Heilung von Krankheiten zu nutzen, ist seit Jahrtausenden bekannt. So wandten beispielsweise die Essener, eine vorchristliche spirituelle Gemeinschaft am Toten Meer, bekannt als hervorragende Heiler, Lehmpackungen bei allen möglichen rheumatischen Erkrankungen an.[1]

Ähnliche Berichte liegen aus dem alten Ägypten vor. Jakob Lorber, der Prophet aus dem 19. Jahrhundert, weist auf die Heilwirkung sogenannter Lebensgrotten in Asien hin. In diese Grotten, ebenso in das Erdreich ihrer näheren Umgebung, legten Heilkundige ihre Kranken. Man bedeckte sie fast vollständig mit Erde und konnte sie auf diese Weise von ihren Krankheiten befreien.[2] Selbst bei uns nutzt man trotz Vorherrschaft der Pharmazie immer noch erfolgreich Moorpackungen bei einer Vielzahl von Krankheiten, von Rheuma, über Rückenprobleme, bis hin zu Frauenleiden und Unfruchtbarkeit. Das Nutzen der Mineralstoffe aus dem Boden zu Heilzwecken ist *ein* Schritt auf dem Weg zur Erfindung des China-Heilenergiestrahlers, ganz sicher ein sehr wichtiger. Doch wie bei den meisten genialen Erfindungen, so hat auch hier die Idee mehrere Väter. Einer ihrer Ahnen in Europa ist die biochemische Mineraltherapie des Dr. Schüßler aus Oldenburg. Sie hat heute in der Naturheilkunst ihren festen Platz. Schüßler ließ seine Patientinnen und Patienten bestimmte mineralische Wirkstoffe in homöopathischer Dosierung einnehmen, die ihren Körpern fehlten. Dabei ging es nicht um ein Ergänzen fehlender Mineralien, sondern um ein Anregen der Selbstheilungskräfte durch energetisches Nutzen der in den Mineralien enthaltenen Heilinformationen.[3]

Noch andere – diesmal chinesische – Vorfahren des Energiestrahlers sind die Moxa-Therapie und die Akupunkturlehre aus dem jahrtausende alten traditionellen Heilwissen der Chinesen. Bei der Akupunktur aktiviert der

---

1 Bordeaux Székely, Edmond: Das Evangelium der Essener, Gesamtausgabe Buch 1 bis 4, Südergellersen 1988

2 Lorber, Jakob: Himmelsgaben, Band 3, Bietigheim 1993, S. 339

3 Günter Harnisch, Die Dr. Schüßler-Mineraltherapie. Selbstheilung und Lebenskraft, Bietigheim 1996

Heiler bestimmte Energiepunkte des Körpers mit Hilfe von Nadeln, heute auch mit Lasergeräten oder durch leichte Schwachstromimpulse[4] oder auch durch Fingerdruck (Akupressur), um auf diese Weise die Lebensenergie Chi wieder zu gleichmäßigem Fließen anzuregen.

Ähnlich geht die Moxa-Therapie vor: Auf bestimmten Akupunkturpunkten verbrennt der Therapeut Heilkräuter. Dabei wirken offenbar die entstehende Wärme und der Rauch der Heilkräuter im Heilungsgeschehen zusammen.

Der Energiestrahler im Gebrauch: Erste Eindrücke

Wer die China-Heillampe zum ersten Mal benutzt, spürt sehr schnell ihre Wirkung. Die meisten Kranken berichten von einem wohligen Gefühl der Wärme, das sich durch den ganzen Körper ausbreitet – und von einem angenehmen Kribbeln. Ulrich Arndt, ehemals Chefedakteur der Zeitschrift Esotera, berichtet:

> *„Entspannt liege ich auf dem Bett und lasse meine Brust von dem Energiespender bestrahlen. Nur etwa fünf Zentimeter ist der ‚Lampenschirm' von meiner Hautoberfläche entfernt. Sehr schnell spüre ich, wie sich, von der Brust ausgehend, ein feines Kribbeln und bald darauf eine wohlige Wärme im gesamten Körper ausbreitet. 30 Minuten dauert diese ‚Energiespende', der eine Behandlung der gegenüberliegenden Rückenpartie und der dortigen Akupunkturpunkte folgt. Zwar ist die hartnäckige Erkältung, mit der ich mich seit vier Wochen herumplage, nach dieser ersten Bestrahlung nicht verschwunden. Drei bis vier Stunden lang aber kann ich sehr viel leichter durchatmen – ein Erfolg, den ich bis dahin durch andere naturheilkundliche Methoden nicht erzielen konnte."*[5]

Meine eigenen ersten Erfahrungen verliefen ähnlich positiv. Die erste Begegnung mit dem Energiestrahler hatte ich am späten Abend nach einem sehr

---

4 Nähere Einzelheiten zu der Arbeitsweise dieser Geräte finden Sie in dem Buch von Günter Harnisch: Elektroakapunktur für den Hausgebrauch und für die therapeutische Praxis, Bietigheim 2001

5 Ulrich Arndt: Chinas Wunderlampe, in: Esotera 12/95, S.58-61

anstrengenden Arbeitstag. Ich war rund 16 Stunden zu einer Vortragsreise unterwegs gewesen, hatte eine lange Autofahrt bei Dunkelheit und Regen hinter mir und fühlte mich gestresst, aufgebraucht und von der Fülle der Eindrücke des Tages überdreht. Gewöhnlich schlafe ich nach solchen Stresstagen schlecht ein und wache während der Nacht immer wieder auf.

An diesem späten Abend bestrahlte ich meinen Körper an den unter „Erhalt der Gesundheit" angegebenen Punkten 3 und 8 jeweils 30 Minuten lang (s. S. 35ff). Ich spürte schon bald eine wohlige Wärme, die sich vom Bauchraum her durch den ganzen Körper ausbreitete. Schon nach ungefähr der Hälfte der Bestrahlungszeit fühlte ich mich immer entspannter und angenehm müde. Ich schlief an diesem Abend schnell ein und wachte erst am anderen Morgen auf – vollkommen ausgeruht und unternehmungslustig. Von dem Stresstag war keine Spur mehr geblieben.

So funktioniert der China-Heilstrahler

Dieses Therapiegerät hat deutliche therapeutische Effekte auf verschiedene Systeme des menschlichen Körpers, wie auf das Herz-Kreislauf-, das Verdauungssystem und die Harn- und Geschlechtsorgane.

Die TDP-Heillampe durchlief in China und Amerika hunderte von Tests in Forschungsinstituten, Kliniken und Universitäten. Sie erhielt auf medizinischen Messen und Ausstellungen mehrmals Gold- und Silbermedaillen für innovative Medizintechnik. Weltweit wurde sie bereits millionenfach verkauft.

Seit der Einführung wurden dank des leichten, vielseitigen und absolut sicheren Einsatzes in Kliniken und auch Zuhause über 50 Millionen Menschen erfolgreich mit der TDP-Lampe behandelt. Aufgrund des revolutionären Behandlungserfolges hat die TDP-Lampe im Frühling 1984 bei der internationalen Messe in Zagreb eine Goldmedaille, im Dezember 1986 bei der Eureka, der Weltausstellung für Erfindungen in Brüssel, die Silbermedaille erhalten.

Die Heillampe ist von der FDA, der obersten Gesundheitsbehörde in den USA – die als ziemlich streng gilt – für den Verkauf genehmigt.

Die TDP-Lampe hat besonders guten Einfluss auf schwierige und langanhaltende Krankheitsbilder. Man nennt sie deshalb auch im Volksmund die Chinesische Wunderlampe oder China-Lampe.

In der heutigen Zeit, in der immer mehr gespart wird und sich die ganze Situation des staatlichen Gesundheitswesens immer mehr verschlechtert, ist es um so mehr angebracht, selbst für die eigene Gesundheit zu sorgen. Die TDP-Lampe kann dazu ein gutes begleitendes Hilfsmittel sein. Sie ist sowohl für therapeutische Einrichtungen als auch für den Hausgebrauch geeignet. In China ist der Einsatz der Heillampe in Krankenhäusern üblich, wie ich von einer deutschen Ärztin weiß, die in China in der Traditionellen Chinesischen Medizin (TCM) ausgebildet worden ist und inzwischen in Deutschland – ebenfalls mit Einsatz der Chinaheillampe – praktiziert. Die Behandlungsmethode entspricht den chinesischen Vorstellungen von der Pflege der Gesundheit und Lebenskraft, denn in einem ausgeglichenen, starken Organismus kann nur selten eine Krankheit entstehen.

In letzter Zeit greifen immer mehr schmerzgeplagte Menschen, denen die Schulmedizin nicht weiterhelfen kann, zu Alternativen wie z.B. zur TCM, der Traditionellen Chinesischen Medizin. Diese teilweise uralten, bewährten Behandlungsformen entwickeln sich mit der heutigen Technik weiter. So entstand die sogenannte China-Lampe. Dieser Energiestrahler hat schon Millionen von Menschen Linderung und Heilung gebracht.

Wie sich die ungewöhnliche Heilwirkung des Chinesischen Energiestrahlers erklärt

Auf den ersten Blick könnte man das Gerät tatsächlich für eine Lampe halten. Wenn man jedoch genauer hinsieht, stellt man fest, dass es sich nicht um einen herkömmlichen Infrarotstrahler handelt. Vielmehr ist das Kernstück eine schwarze Keramikplatte. Diese patentierte Keramikplatte hat es in sich! Sie besteht aus einer Vielzahl von lebenswichtigen Mineralien und Spurenelementen, die der Zusammensetzung des menschlichen Körpers entsprechen.

Mit Hilfe der Infraroterwärmung wird diese Platte erhitzt. Die darin enthaltenen Mineralien modulieren die Infrarotstrahlung derart, dass ein deutlich besserer Effekt eintritt als bei normaler Infrarotstrahlung. Das heißt konkret, dass durch chemische Elemente Energie und Wohlbefinden auf den Körper übertragen werden.

Viele verschiedene Institute und Kliniken haben die Chinesische Wunderlampe bereits getestet und dabei festgestellt, dass die energetische Wirkung auf den

Menschen deutlich besser ist als bei normalem Rotlicht. Dabei wurde auch festgestellt, dass die Behandlung der menschlichen Akupunkturpunkte das gesamte meridiane Energiesystem äußerst positiv beeinflusst. Bei herkömmlichem Rotlicht war das nur in geringem Ausmaß zu beobachten. Bei diesen Tests stellte man ebenfalls fest: Die TDP-Lampe hat keinerlei schädliche Einflüsse auf den menschlichen Körper. Sie kann völlig unbedenklich auch bei Kindern oder Haustieren eingesetzt werden. Viele Patienten und Therapeuten berichten, dass sich bei regelmäßiger Anwendung der TDP-Lampe viele Beschwerden, wie z.B. Migräne, Allergien, Rheuma, Gelenkschmerzen, Schuppen, Neurodermitis, Schnupfen, Bronchitis und Schlaflosigkeit deutlich verbessert haben, teilweise bis hin zur vollständigen Heilung. Bei Knochenbrüchen und bei der Wundheilung ging der Heilungsprozess bei regelmäßiger Bestrahlung fast doppelt so schnell vonstatten wie normalerweise.

Negative Einflüsse ließen sich durch die TDP-Lampe bislang nicht feststellen. Bei schweren, ernsthaften Krankheiten sollten Sie jedoch immer Ihren Arzt befragen.

Die Bestrahlungsplatte der TDP-Lampe ist mit 33 speziellen Naturmineralien belegt. Sie enthält unter anderem Lithium, Bor, Magnesium, Phosphor, Fluor, Kalium, Selen, Titan und Antimon aus Tonerde, wie sie in einigen Gegenden Chinas vorkommt, deren Bewohner, wie bereits erwähnt, ein besonders hohes Lebensalter bei ausgezeichnetem Gesundheitszustand erreichen. Die Mischung der in den Keramikplatten enthaltenen Mineralien entspricht ziemlich genau der Zusammensetzung des menschlichen Körpers. Eine Heizspirale erwärmt diese Tonplatte. Die in ihr enthaltenen Mineralien und Elemente senden so ihre heilenden Schwingungen, und zwar jeweils die für sie typischen Schwingungsmuster. Die Schwingungen bewegen sich im Bereich zwischen 700 und 1000 Nanometern, einem Spektrum, das auch im Sonnenlicht mit seiner bekanntermaßen heilsamen Wirkung enthalten ist. Die Heilenergiegeräte erzeugen neben der milden Wärmeabstrahlung eine ganze Bandbreite elektromagnetischer Wellen, die vom menschlichen Körper besonders gut aufgenommen werden und daher sehr tief eindringen. Ihre Intensität übertrifft bei weitem die von herkömmlichen Infrarot-Geräten. Bei der Benutzung spürt man schon bald eine äußerst angenehme und sehr wohltuende Wärme.

Nach und nach schmelzen die heilenden Mineralpartikel während des Einsatzes der Heillampe ab. Nach einer Benutzungdauer von ca. 1000 bis

1500 Stunden sollte die Strahlungsplatte daher ausgewechselt werden. Das Gerät verfügt über einen elektronischen Betriebsstundenzähler. Er zeigt an, wann ein Wechsel notwendig ist.

Ersatzplatten sind bei guten Händlern problemlos zu bekommen. Der Preis liegt bei ca. € 30,– bis 50,–.

Die bei der Erwärmung der Tonplatte abgestrahlten Schwingungen ergeben insgesamt ein Schwingungsmuster, das mit der Grundschwingung eines Menschen nahezu völlig übereinstimmt. Die dadurch mögliche Resonanz gilt als Grund dafür, dass die positive Wirkung des Energiestrahlers auf den Menschen weit über die Heilwirkungen einer bloßen Wärmebehandlung hinausgeht. Ähnlich wie bei der bekannten und sehr erfolgreich angewandten Bioresonanz-Therapie erinnert der Energiestrahler das menschliche Energiefeld bei wiederholter Anwendung nach und nach wieder an seinen gesunden Schwingungszustand. Die Akupunkturpunkte und Meridiane vermitteln dabei die energetische Harmonisierung an den Organismus. Ist der energetische Schwingungsausgleich hergestellt, so führt er oftmals zu einer dauerhaften körperlichen Gesundung.

Professor Wang Hongtu, Leiter des weltweit berühmten Zentrums für Chinesische Medizin in Beijing, beschreibt die Wirkungsweise des Strahlers so:

„Die von der Platte des Geräts ausgestrahlte Energie vermag Yin und Yang – die beiden entgegengesetzten Kräfte im menschlichen Körper – zu regulieren, wenn die zugehörigen Akupunkturpunkte mit in die jeweilige Bestrahlung einbezogen werden.“

Sein Kollege am dortigen Institut, Professor Cheng Shi De, ergänzt dazu:

„Die Zusammensetzung des ‚Energieheilers‘ entspricht den Arzneimitteln und der Moxibustion (ergänzende Wärmebehandlung zur Akupunktur) der Traditionellen Chinesischen Medizin. Hinsichtlich der Anwendung ist das Gerät sogar einfacher zu handhaben als die anderen traditionellen Heilmethoden. Der Energieheiler ist es daher wirklich wert, weitverbreitete Anwendung zu finden.“

Unterschiedliche Modelle der China-Heillampe

Die neue Generation von China-Heillampen gibt es inzwischen auch als Modell mit zwei und mit drei Lampenköpfen. Mit ihnen lässt sich die notwendige Gesamtbestrahlungszeit deutlich verkürzen, da mehrere Körperstellen gleichzeitig behandelt werden können. Diese Modelle eignen sich besonders für den Einsatz in Heilpraxen. Für den privaten Gebrauch genügt im Allgemeinen eine Heillampe mit einem Bestrahlungskopf.

Die modernen Gerätetypen haben meist eine digitale Zeitschaltuhr, mit der sich die Behandlungsdauer einstellen lässt.

Die China-Heillampen selbst, z. B. TDP-Geräte, kosten im allgemeinen ca. € 220,– bis € 390–, je nach Typ und Hersteller.

Bei welchen Krankheiten lässt sich die „Chinesische Wunderheillampe" besonders gut einsetzen?

Eindrucksvolle Heilerfolge mit dem chinesischen Energie-Heilgerät lassen sich bei erstaunlich vielen und unterschiedlichen Krankheiten erreichen, die sich keineswegs auf eine gemeinsame Ursache zurückführen lassen. Ihre Gemeinsamkeit liegt allenfalls darin, dass sie auf Störungen im Fließen der Lebensenergie beruhen.

Klinische Studien und praktische Anwendungen berichten von besonders günstigen Erfolgen bei schlecht heilenden Wunden, beispielsweise bei offenen Beinen, bei Herz-Kreislauferkrankungen, rheumatischen Beschwerden unterschiedlichster Art, akuter und chronischer Bronchitis, Bluthochdruck, Nervenschmerzen, bei allen möglichen Formen von Entzündungen, z.B. Sehnenscheidenentzündung, Darmentzündung, Knochenentzündungen, sowie bei Hauterkrankungen, vor allem Neurodermitis und Schuppenflechte, bei Migräne, Kopfschmerzen, Immunschwäche, Altersbeschwerden bis hin zu geistigem und körperlichen Kräfteverfall (Demenz), Potenzstörungen und Schlaflosigkeit.

Besonders gut anwendbar ist der Heilenergiestrahler auch bei verschiedenen Frauenleiden (u. a. Regelbeschwerden), bei Gelenkentzündungen, Hyperostose (Knochengewebswucherungen), Hämorrhoiden, Frostbeulen und äußeren Verletzungen.

Aktuelle Modelle der TDP-Lampe (Moxa-, China-Heillampe)

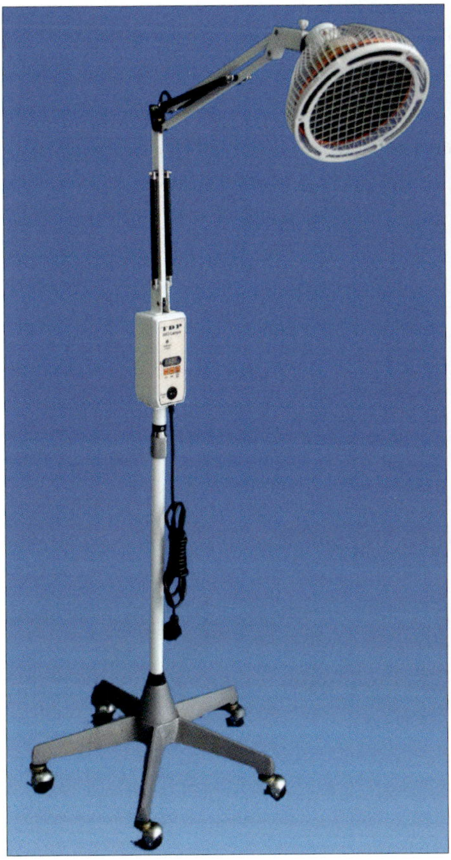

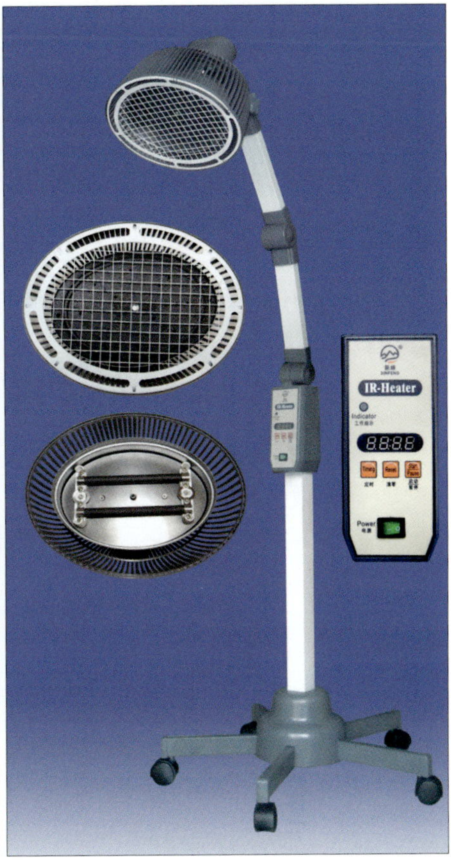

Modell CQ 36

Schwerer gußeisener Standfuß
Digitale Zeitschaltuhr
Benutzungsdauer der Platte
ca. 1000 – 1500 Stunden
Durchmesser der Platte ca. 16,5 cm.
2 Jahre Garantie
Ersatzplatte problemlos erhältlich.

Preis ca. € 250,00

Modell CQ 36 A

Neues Modell. Sehr stabil, längere Lebensdauer
Dauer-Ein/Aus oder digitale Zeitschaltuhr
Lebensdauer der Platte: ca. 1200 – 1500 Stunden
Durchmesser der Mineralienplatte:
oval, 150/200mm.
2 Jahre Garantie.
Ersatzplatte problemlos erhältlich.

Preis ca. € 300,00

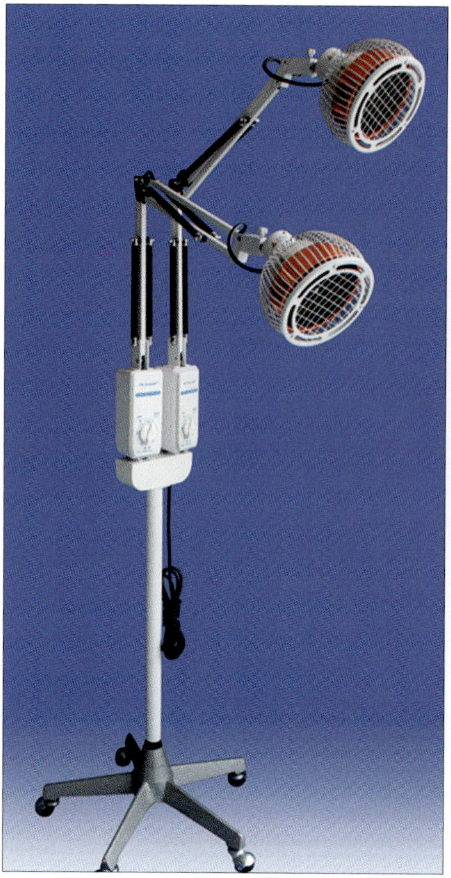

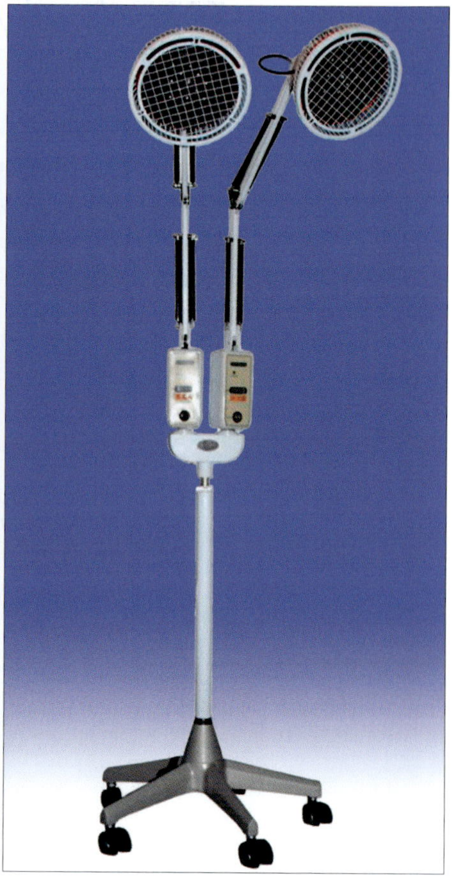

Doppelköpfige TDP Lampen: Zur parallelen Behandlung von zwei Flächen oder zwei Patienten gleichzeitig. Nach Bedarf können Sie auch nur einen Bestrahlungskopf einschalten.

Modell CQ 32: Manuelle Zeitschaltuhr
Modell CQ 32A: Digitale Zeitschaltuhr

Schwerer gußeisener Standfuß
Zwei Mineralplatten
mit jeweils ca. 12,4 cm Durchmesser
Benutzungsdauer der Platten
ca. 1000 – 1500 Stunden
2 Jahre Garantie
Ersatzplatte problemlos erhältlich.

Preis ca. € 280,00 bis € 300,00

Modell CQ 33

Schwerer gußeisener Standfuß
Zwei Mineralplatten
mit jeweils ca. 16,4 cm Durchmesser
Digitale Zeitschaltuhr
Benutzungsdauer der Platte
ca. 1200 – 1500 Stunden
2 Jahre Garantie
Ersatzplatte problemlos erhältlich.

Preis ca. € 270,00

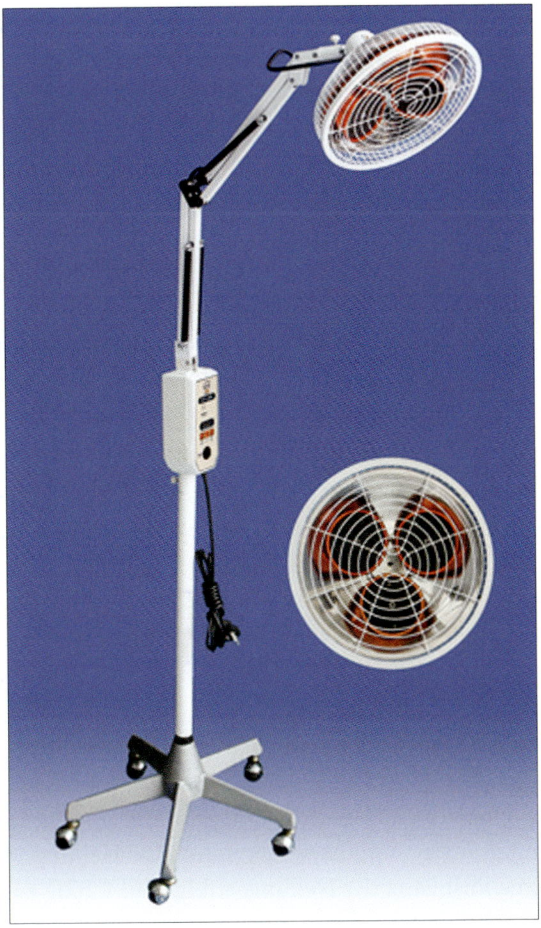

Modell CQ55 A

Die neueste Generation der Therapielampe aus China mit drei Strahlköpfen und Digitalanzeige

Schwerer gußeisener Standfuß

Digitale Zeitschaltuhr

Benutzungsdauer der Platte
ca. 1000 – 1500 Stunden

Großer Mehrfach-Strahlkopf (3 Platten mit je 7,8 cm)

2 Jahre Garantie

Ersatzplatte problemlos erhältlich.

Preis ca. € 300,00

Zugleich regeneriert er die allgemeine Vitalität, die Nervenfunktionen und kräftigt die Körperbeweglichkeit deutlich. Sehr gut bewährt hat sich die Heillampe aus China aber auch bei den typischen Beschwerden und Unausgeglichenheiten während des Klimakteriums bei Frauen und Männern.

Jedes Nachlassen der Lebenskraft, ganz gleich aus welchen Gründen, ob durch Stress, vorzeitigen Verschleiß, die hohe Zahl der Lebensjahre oder durch lang anhaltende Krankheitsprozesse, jede Verminderung der natürlichen Vitalität, selbst das sogenannte Chronische Müdigkeitssyndrom – alle diese Erscheinungen gehören zum bevorzugten Anwendungsgebiet des Heilenergiestrahlers aus China.

Diese Aufzählung ist längst nicht vollständig. Bei einer Fülle weiterer Krankheiten ist die Anwendung des Heilstrahlers bislang nur noch nicht erprobt oder jedenfalls noch nicht dokumentiert worden.

Auch in unserem *Arbeitskreis: gesund leben* haben wir noch nicht alle Studien zur Wirkung des Geräts abgeschlossen. Doch die bisherigen Ergebnisse sind so überzeugend, dass wir mit ihrer Veröffentlichung nicht länger zögern mochten. Denn die Kranken brauchen *jetzt* Hilfe.

Für aufgeschlossene Therapeuten, Ärzte wie Heilpraktiker, Laien und Selbsthilfegruppen, lohnt es sich, eigene Erfahrungen mit der Chinalampe zu sammeln und dabei auch neue Wege zu gehen. Selbst bei schweren Erkrankungen lässt sich das Gerät zusätzlich unterstützend zur eigentlichen Therapie einsetzen, weil es die Selbstheilungskräfte des Körpers mobilisiert und damit günstige Voraussetzungen für eine Heilung schafft.

Die Ergebnisbilanz der Heilungserfolge aus China kann sich sehen lassen. Nach Untersuchungen in den chinesischen Kliniken von Tianjin und Beijing ließen sich durch den Energiestrahler 34 Prozent der behandelten Bronchitis-Erkrankungen heilen. Bei weiteren 51 Prozent der Erkrankten besserte sich die Bronchitis spürbar. Noch eindrucksvoller sind die Heilerfolge bei anderen Erkrankungen, wie zum Beispiel bei chronischen Darmentzündungen, die allgemein als sehr schwer heilbar gelten. Hier gesundeten rund 63 Prozent der Patienten völlig. Bei Bluthochdruck gelang es sogar, 86 Prozent der Kranken zu heilen.

Bei der Anwendung des Energiespenders lässt sich sehr schnell spüren, wie sanfte Wärmewellen den ganzen Körper durchfluten und ein Gefühl behaglicher Entspannung entsteht. Sie fördert den wohligen, natürlichen Schlaf.

Die Chinalampe eignet sich besonders für die Anwendung zu Hause, zur Vorbeugung gegen Krankheiten ebenso wie zur Heilung. Doch ebensogut ist sie in den Heilpraxen und in Selbsthilfegruppen einsetzbar. Über beide Arten des Einsatzes liegen ausgezeichnete Erfolgsmeldungen vor. Der Vorteil bei der Anwendung in Selbsthilfegruppen liegt vor allem darin, dass das Gerät nur einmal angeschafft werden muss, weil es sich die Mitglieder einer Selbsthilfegruppe gegenseitig ausleihen können.

Krankheit	Fälle	Genesen	guter Erfolg	Erfolg	ohne Erfolg	Rate in %
Bluthochdruck (Prim. Hypert.)	241	209	15	12	5	97,63
Bronchitis	175	60	41	48	6	96,57
Nervenschwäche	116	86	16	9	5	95,69
Hämorrhoiden	172	124	18	24	6	96,50
äußere Vaginal-verletzung	290	290	0	0	0	100,00
Schlaganfalls-folgeleiden	335	180	146	30	29	91,34
Nervenschmerz	294	169	43	20	12	95,92
Rheumatische Arthritis	186	56	96	24	10	94,62
Hüftverspannung	163	107	21	24	11	93,25
Schulterentzündung	180	97	60	23	0	100,00
Sehnenscheiden-entzündung	63	8	32	18	5	92,06
chronische Darmentzündung	121	76	28	8	9	92,56

Ergebnisse einer in China an insgesamt 2336 Kranken durchgeführten Behandlung mit dem Zi Zhu Energiestrahler. Quelle: Arndt 1996, 60.

Aus China und den USA liegt eine Fülle klinischer Studien vor, welche die erfolgreiche Anwendung des China-Heilenergiestrahlers bestätigen.

Die Anwendung ist vor allem bei folgenden Krankheitsbildern klinisch erprobt und dokumentiert:

Orthopädie: Bandscheibenleiden, Hexenschuss (Lumbago), Entzündungen des Schultergelenks (Omarthitis), Degeneration der Halswirbelsäule (zervikale Spondylose), Zerrungen, Arthritis, zur besseren Heilung von Knochenbrüchen (Frakturheilung).

Erkrankungen des Nervensystems: Lähmungen der Gesichtsnerven (Bell-Lähmung), Ischias, chronische Kopfschmerzen, Migräne.

Dermatologie: Neurodermitis, Furunkel, Wundinfektion, Haarausfall (Alopezie), Hautjucken (Pruritus), Hautpilzerkrankungen (Dermatophytie).

Gynäkologie/Urologie: Brustdrüsenentzündung (Mastitis), Regelschmerzen (Dysmenorrhoe), Entzündungen der weiblichen Geschlechtsorgane (Vulvitis), Enzündungen der Prostata (Prostatitis).

Innere Medizin/Infektionskrankheiten: Infektiöse Lymphknotenentzündung (Lymphadenitis), Haut- und Bindegewebsentzündungen (Phlegmone/Zellulitis),Venenentzündung (Phlebitis), Gefäßentzündungen (Vasculitis), rheumatoide Arthritis, Bluthochdruck (Hypertonie), Angina Pectoris, chronische Bronchitis, chronische Magenschleimhautentzündung (Gastritis).

Worauf Sie bei der Behandlung mit der Energielampe achten sollten

Zuerst die betroffene Stelle bestrahlen

Ganz gleich, um welche Beschwerden es sich handelt: Bei der Behandlung sollten Sie immer zuerst die betroffene Stelle bestrahlen. Bei Schmerzen, Verrenkungen, Taubheitsgefühlen, Schwellungern, offenen Wunden, Verfärbungen, Schrumpfungen, Unwohlsein und ähnlichen Krankheitsszeichen beginnt die Behandlung also immer an jener Stelle, an der sich die Störung zeigt. Erst danach sollten Sie die in der Anleitung angegebenen weiteren Stellen bestrahlen.

Die Bestrahlungsdauer

Die Bestrahlungsdauer kann täglich bis zu 90 Minuten betragen. Dabei entfallen auf die Hauptpunkte bzw. auf die schmerzende Stelle 20 bis 30 Minuten. Jeder Nebenpunkt soll 10 bis 20 Minuten bestrahlt werden.

Haben Sie mehrere verschiedene Beschwerden, die Sie behandeln möchten, so beginnen Sie mit dem Sie am meisten belastenden Krankheitsbild.

Wenn sich dieses Leiden zu Ihrer Zufriedenheit gebessert hat, nehmen Sie Ihr nächstes Problem in Angriff.

Der Abstand

Der Abstand des Energiespenders zu der zu behandenden Stelle soll ungefähr 30 cm betragen. Am besten können Sie sich aber an Ihrem persönlichen Wärmegefühl orientieren. Der Abstand ist dann richtig, wenn Sie die Wärme als angenehm empfinden. Zur Behandlung können Sie ganz verschiedene Körperhaltungen einnehmen: sitzend, auf dem Rücken liegend, seitlich, auf dem Bauch, in der Hocke oder mit angewinkelten Beinen auf dem Rücken liegend, je nachdem wie Sie die erkrankte Stelle am besten erreichen.

Kleidung und Metall

Die Stelle, die Sie bestrahlen wollen, soll frei von Kleidung und vor allem von Metall sein!

Die Behandlung meditativ unterstützen

Während der Behandlung ist es günstig, sich ruhig und gelassen auf die heilende Wirkung der Energiewellen zu konzentrieren. So können Sie die Heilwirkung meditativ unterstützen.

Der günstigste Zeitpunkt für die Bestrahlung

Am günstigten ist die Bestrahlung abends vor dem Schlafen gehen. Aber auch jeder andere Zeitpunkt eignet sich. Entscheidend ist, wie sich die Bestrahlung am besten in Ihren persönlichen Tagesplan einfügen lässt. Denn Ihre Heilbehandlung sollte für Sie keine lästige Pflichtübung sein, sondern etwas Schönes, auf das Sie sich den ganzen Tag über freuen können. Genießen Sie es, wie sich die heilenden Wärmestrahlen angenehm entspannend durch Ihren ganzen Körper ausbreiten!

Die Dauer der Behandlung

Die Dauer der Behandlung mit dem Energiestrahler ist individuell verschieden. Bei akuten Beschwerden können manchmal wenige Behandlungen genügen. Bei chronischen Leiden empfiehlt es sich oftmals, die China-Lampe mehrere Monate hintereinander einzusetzen. Eine Serie von Behandlungen sollte möglichst sieben Tage hintereinander erfolgen. Dann werden drei Tage Pause eingelegt. Danach beginnt die nächste Folge von Behandlungen.

Jeweils nur ein Leiden behandeln

Behandeln Sie während der einzelnen Behandlungsphasen möglichst immer nur ein Leiden. Ist dieses abgeklungen oder entscheidend gebessert, so können Sie sich dem nächsten Leiden zuwenden.

Mut zum Ausprobieren

Vielleicht finden Sie unter den Beschreibungen der einzelnen Krankheitsbilder nicht Ihr Leiden exakt in diesem Buch beschrieben. Die Zahl der Krankheiten ist so unendlich groß, dass längst noch nicht alle untersucht werden konnten, ob sie auf eine Behandlung mit der Chinalampe ansprechen.

Suchen Sie für diesen Fall nach ähnlichen, verwandten Krankheitsbildern. Notfalls wählen Sie den Behandlungsplan für „Erhalt der Gesundheit“.

Horchen Sie auf Ihre Intuition, auf Ihre „innere Stimme“, wenn Sie den Eindruck haben, die Behandlung eines Punktes sei für Sie besonders gut oder weniger geeignet. Dementsprechend sind auch die einzelnen Behandlungszeiten individuell den eigenen Bedürfnissen Ihres Körpers anpassbar. Jeder Mensch reagiert anders!

Zusätzliche Behandlungen zu China-Heillampe

Den Heilstrahler können Sie auch als Ergänzung zu einer medikamentösen oder jeder anderen Heilbehandlung einsetzen.

Akute oder schwere Krankheiten

In akuten Krankheitsfällen bzw. bei einer sehr schweren Erkrankung soll das Gerät nur unterstützend eingesetzt werden. Es ist dann *nicht als Erste Hilfe* geeignet! Bei schweren Erkrankungen oder Unklarheiten im

Krankheitsbild sollten Sie sich in jedem Falle an einen Arzt wenden und das Energieheilgerät nur ergänzend anwenden.

Hilfen während der Behandlung

Für ältere oder in ihrer Bewegungsfähigkeit eingeschränkte Menschen sollte während der Behandlung jemand zur Verfügung stehen, der beim Einsatz des Geräts behilflich ist und die Dauer der Anwendung kontrolliert.

Dauer der Behandlung

Zur Ausheilung gewöhnlicher Krankheitsbeschwerden sind meist drei bis zehn Behandlungsperioden notwendig. Eine Behandlungsperiode dauert bis zu sieben Tage. Danach sollen immer drei Tage Pause bis zum Beginn der nächsten Behandlungsperiode liegen.

Bei chronischen Krankheiten nicht zu schnell aufgeben

Manche schweren Leiden und chronische Erkrankungen können in so kurzer Zeit nicht ausgeheilt werden. Sie haben sich oft in Jahren oder sogar Jahrzehnten entwickelt. Bei ihnen ist manchmal eine noch weit größere Zahl an Behandlungsperioden notwendig, bis sich ein entscheidender Heilungserfolg einstellt. Geben Sie in solchen Fällen also nicht vorzeitig auf. Es lohnt sich, Geduld zu haben.

Die Augen nie direkt bestrahlen

Die Augen dürfen nicht direkt bestrahlt werden. Die Wärmestrahlung kann die Flüssigkeit auf dem Augapfel trocknen und damit zu Reizungen fühlen. Bei Bestrahlen in ihrer Nähe sollten die Augen daher immer abgedeckt werden.

Vorsicht bei der Anwendung des Energiestrahlers

- Bei der Anwendung an *Schwangeren* und *kleinen Kindern*.
- Bei implantierten *Herzschrittmachern*, *künstlichen Gelenken* oder *anderen Metallteilen* sollte die Chinalampe wegen Überwärmungsgefahr nicht in direkter Nähe der Implantate eingesetzt werden. Weiter entfernt liegende Bestrahlungspunkte können dagegen problemlos behandelt werden.
- Bei schweren *Prellungen*, *Verstauchungen* und *Verbrennungen* soll die Behandlung erst nach der akuten Phase einsetzen.

Nebenwirkungen
Der Heilenergiestrahler setzt keine radioaktiven oder sonstwie schädlichen Strahlungen frei. Er hat *keinerlei schädliche Nebenwirkungen.*

Gelegentlich kann es an der bestrahlten Stelle zu Hautreizung und Jucken kommen. Solche Erscheinungen sind harmlos und klingen erfahrungsgemäß bald wieder ab. Sie rühren daher, dass die Energiewellen der Chinalampe die Haut neu beleben. Leichte Massagen lindern den Juckreiz und erhöhen zugleich die Aufnahmefähigkeit für die Heilenergie.

Ausschalten
Das Gerät ist mit einer *Zeitschaltuhr* versehen. Sie lässt sich nach Bedarf einstellen. Nach Ablauf dieser Zeit schaltet es sich von selbst aus. Falls also jemand während der Behandlung einschläft, kann nichts passieren.

Anleitung: So finden Sie die richtigen Stellen für die Behandlung mit der Chinalampe

In folgenden Kapitel erhalten Sie konkrete Hinweise zur Benutzung der China-Heillampe. Chinesische Wissenschaftler haben diese auf Grund ihrer Forschungsergebnisse zur Wirkung des Energiestrahlers entwickelt und erprobt. Sie legten dabei die Erkenntnisse aus der Akupunkturlehre zugrunde.

Diese Anleitung gibt Ihnen einen Überblick, bei welchen Krankheiten Sie den Heilstrahler einsetzen können und auf welche Körperstellen Sie ihn richten sollten. Auf den Abbildungen in diesem Kapitel finden Sie die einzelnen Behandlungspunkte genauer dargestellt mit einem speziellen Behandlungsplan zu den jeweils beschriebenen Krankheiten. Darin finden Sie auch Informationen über die empfohlene Bestrahlungsdauer der einzelnen Punkte.

Das alphabetische Verzeichnis der einzelnen Krankheiten am Schluss des Buchs ermöglicht Ihnen zusätzlich einen schnellen Überblick über die in diesem Buch näher beschriebenen Krankheiten und ihre Behandlung mit dem Energiestrahler.

Wenn Sie eine Krankheit in der Tabelle oder in dem alphabetisch geordneten Krankheitsverzeichnis nicht finden, so bedeutet das keinesfalls, dass der Energiestrahler bei dieser Krankheit keine Hilfe bringt. Das Fehlen im Behandlungsplan weist lediglich darauf hin, dass zur Behandlung dieser Krankheit noch keine Erfahrungen mit der Chinalampe veröffentlicht sind. Bei der Fülle an Krankheiten, die es insgesamt gibt, sind längst noch nicht alle auf die Wirkung des China-Heilstrahlers hin getestet worden. Sammeln Sie hier selbst Ihre Erfahrungen! Haben Sie ruhig den Mut zum Ausprobieren! Wenn es gelingt, den Energiefluss in Ihrem Körper auszugleichen und bestehende energetische Blockaden aufzulösen, so wirkt sich dies günstig auf jedes Krankheitsbild aus. Ein bewährter Grundsatz aus der Traditionellen Chinesischen Medizin (TCM) lautet:

Jede Krankheit lässt sich am besten bekämpfen, indem man die Lebenskraft stärkt und mit ihr die körpereigene Abwehr.

Abbildungen der zu behandelnden Körperstellen

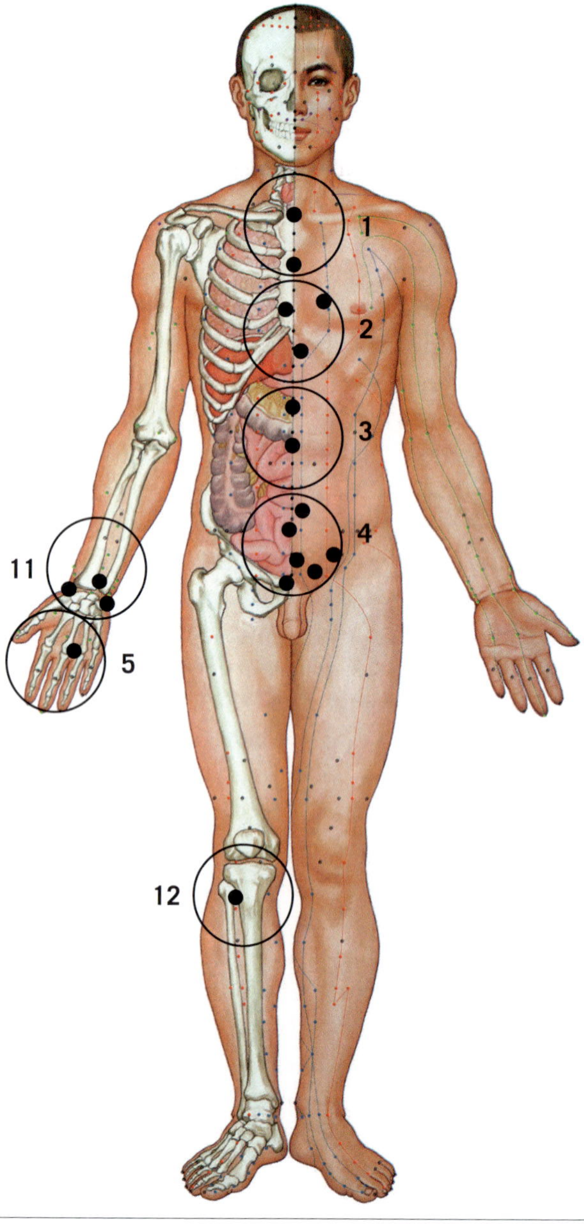

Achtung: Alle Behandlungszonen außer 1, 2, 3, 4, 6, 7, 8, 9 und 13 sind jeweils links und rechts anzuwenden.

Abbildungen der zu behandelnden Körperstellen

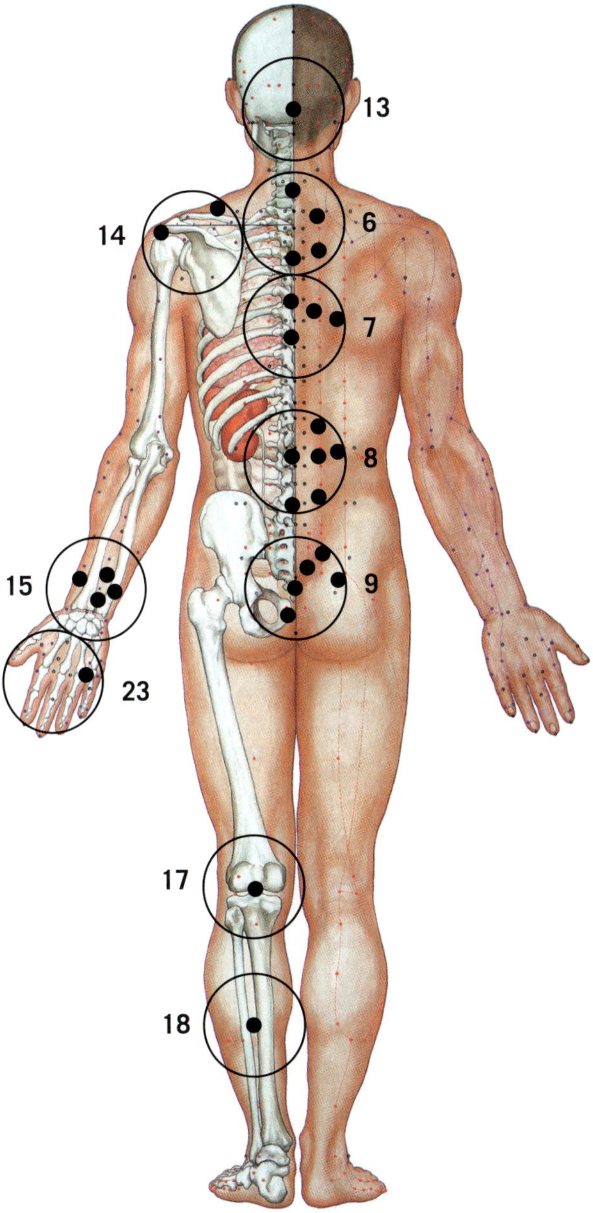

Achtung: Alle Behandlungszonen außer 1, 2, 3, 4, 6, 7, 8, 9 und 13 sind jeweils links und rechts anzuwenden.

Abbildungen der zu behandelnden Körperstellen

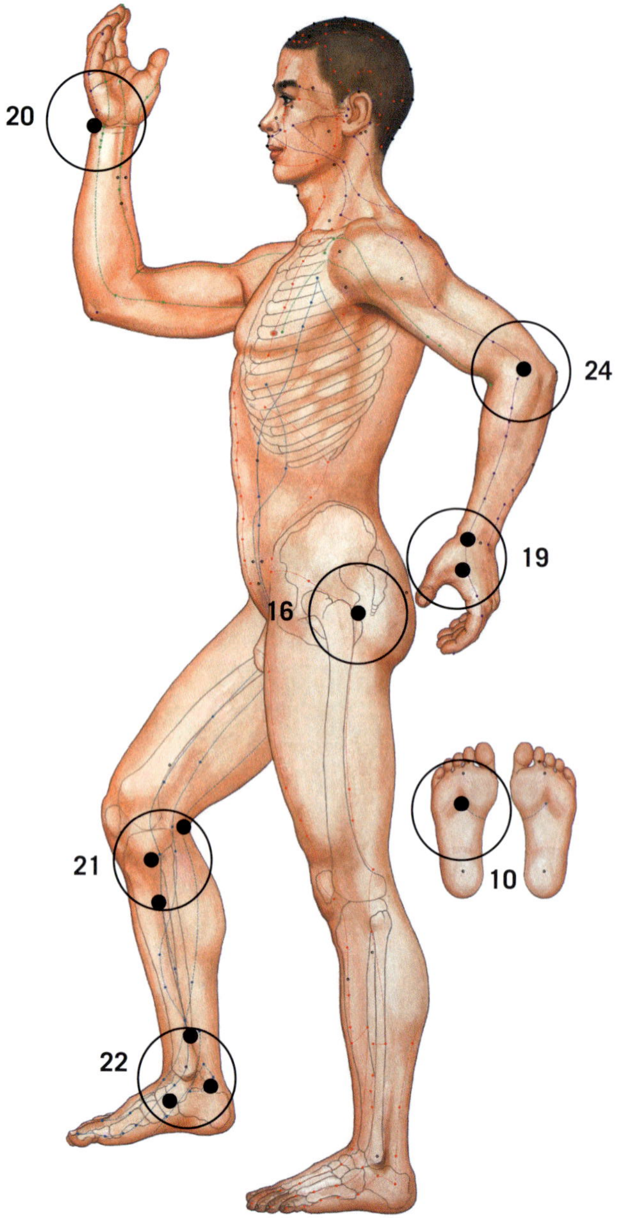

Achtung: Alle Behandlungszonen außer 1, 2, 3, 4, 6, 7, 8, 9 und 13 sind jeweils links und rechts anzuwenden.

- **Erhalt der Gesundheit**
- **Osteoporose**
- **Müdigkeit**
- **Energiearmut**

Empfehlung: Eine optimale Wirkung wird erzielt, wenn die Behandlung vor dem Schlafengehen erfolgt.

1. Behandlungstag:

3

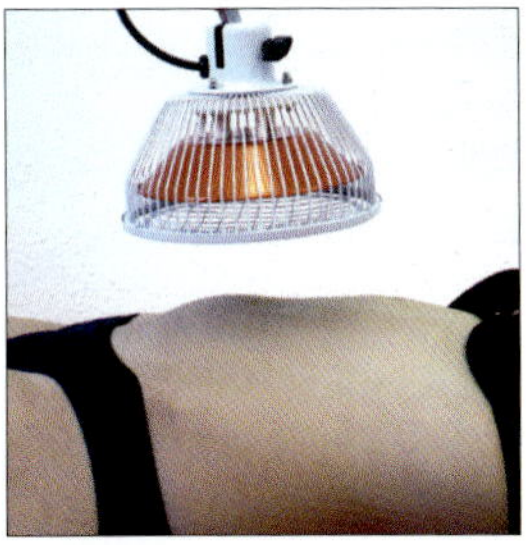

20 Minuten

8

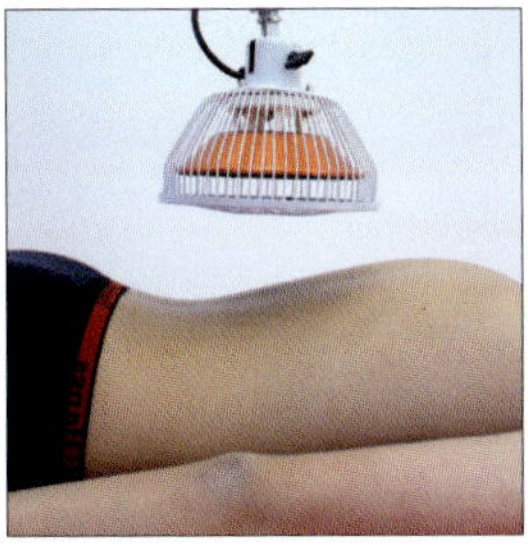

20 Minuten

22 links

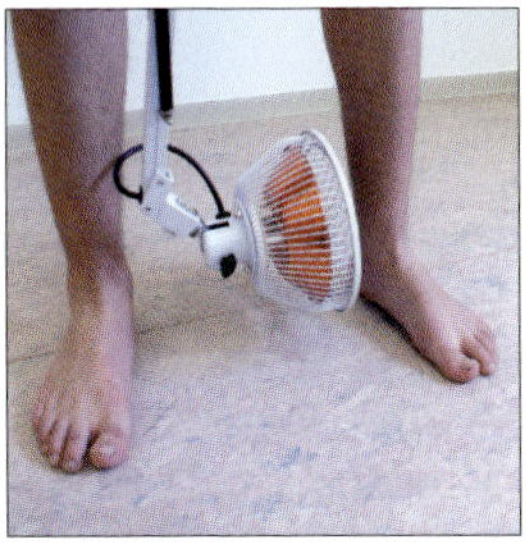

20 Minuten

22 rechts

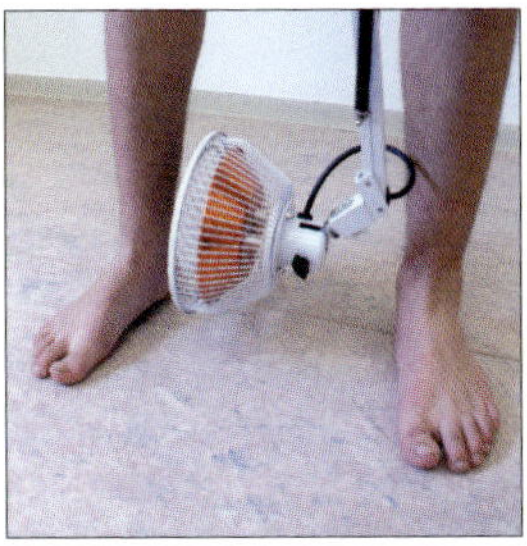

20 Minuten

Die Behandlung der betreffenden Stellen muss ohne Bekleidung erfolgen!

2. Behandlungstag:

4

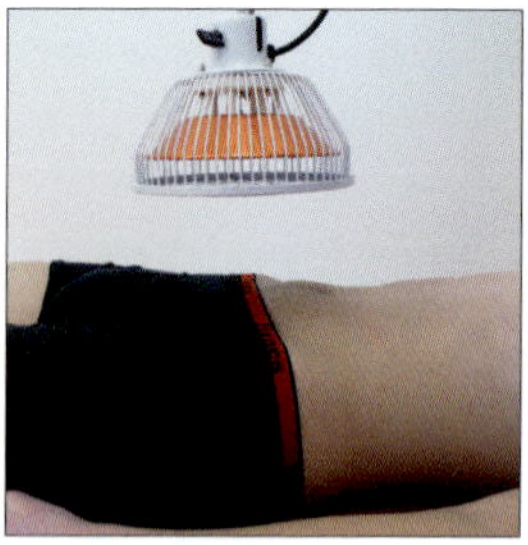

20 Minuten

7

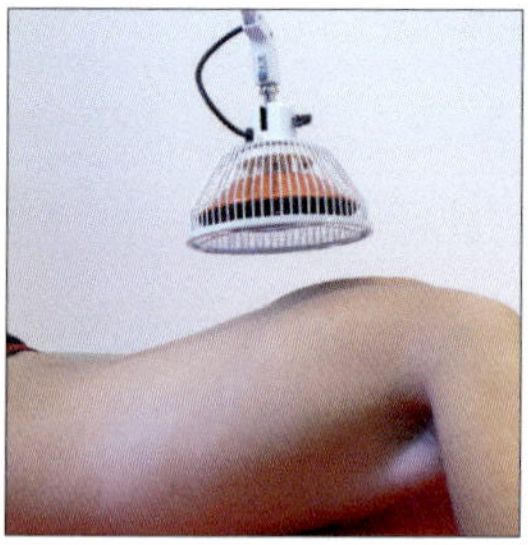

20 Minuten

12 rechts

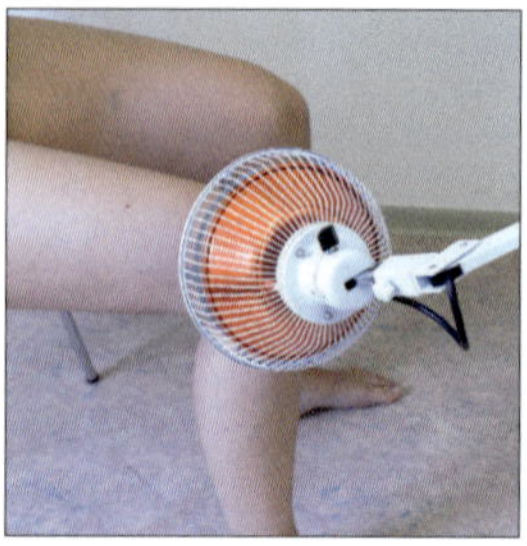

20 Minuten

12 links

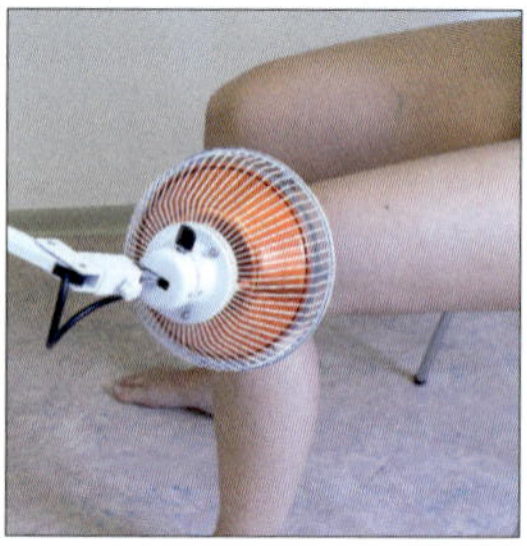

20 Minuten

3. Behandlungstag: Behandlung wie 1. Tag

4. Behandlungstag: Behandlung wie 2. Tag (also im Wechsel)

Die Behandlung der betreffenden Stellen muss ohne Bekleidung erfolgen!

Unpässlichkeiten verursacht durch altersbedingtes Nachlassen der inneren Funktionen

Empfehlungen: Bewegung, Spaziergänge an der frischen Luft, wenn möglich etwas Sport oder Gymnastik betreiben.

Behandlung:

1

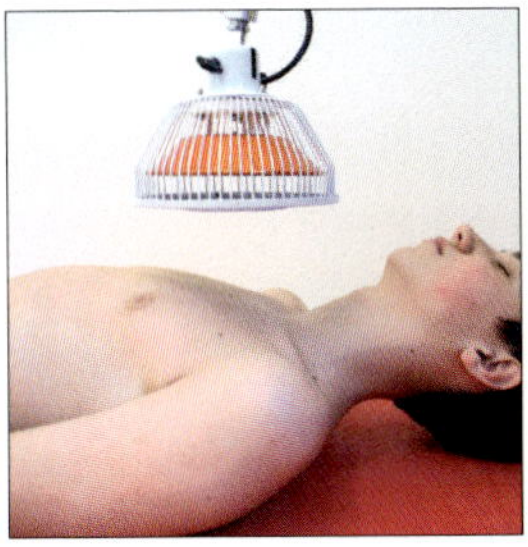

20 bis 30 Minuten

3

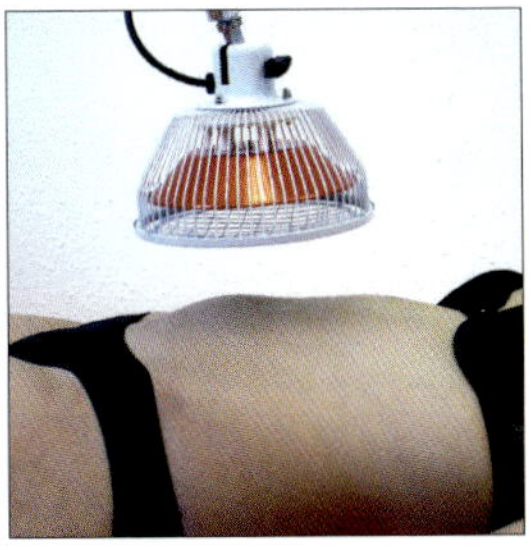

20 bis 30 Minuten

Zur Ergänzung:

2

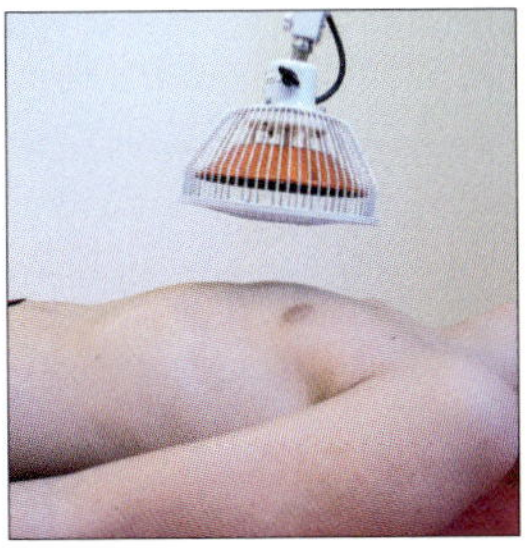

10 bis 15 Minuten

7

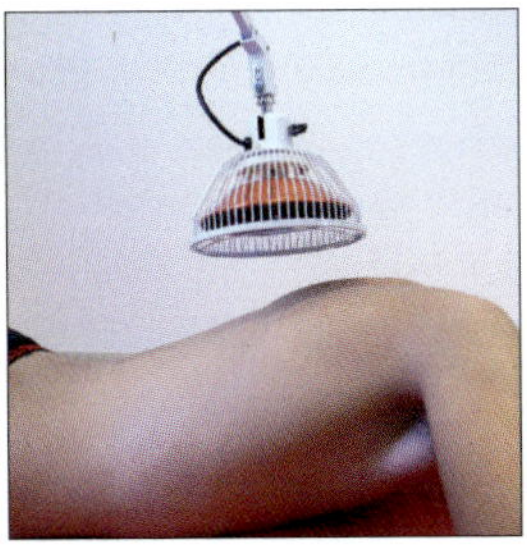

10 bis 15 Minuten

9

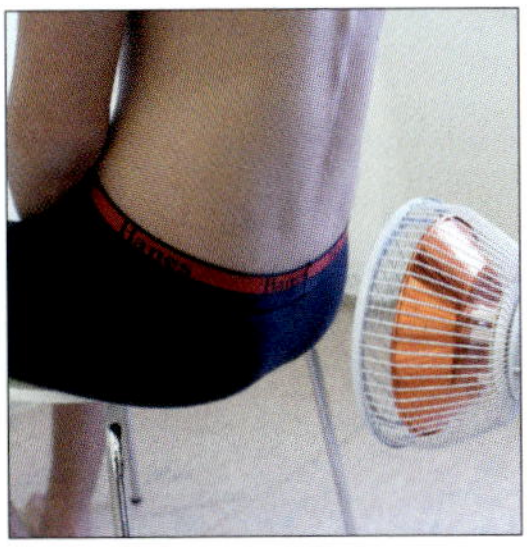

10 bis 15 Minuten

Die Behandlung der betreffenden Stellen muss ohne Bekleidung erfolgen!

- **Hypertonie** (Bluthochdruck)
- **Labiler Hypertonus** (zeitweiser erhöhter Blutdruck ohne erkennbare Ursache)
- **Emotionaler Hypertonus** (aufregungsbedingter Bluthochdruck)
- **Arteriosklerotischer Hypertonus** mit Herzbeschwerden
- **Hypertonus** mit Arteriosklerose der Hirnarterien und/oder Kopfschmerz

Empfehlungen: Gelassenheit bewahren, ein geregeltes Leben führen, weniger als 5g Salz täglich zu sich nehmen, nicht rauchen, wenig Alkohol trinken, *nicht* sofort die Blutdruckmedikamente absetzen.

Hypertonie (Bluthochdruck) und **labiler Hypertonus** (zeitweiser erhöhter Bluthochdruck ohne erkennbare Ursache): Jeden einzelnen Fuß 20 Minuten oder 40 Minuten zusammen

10

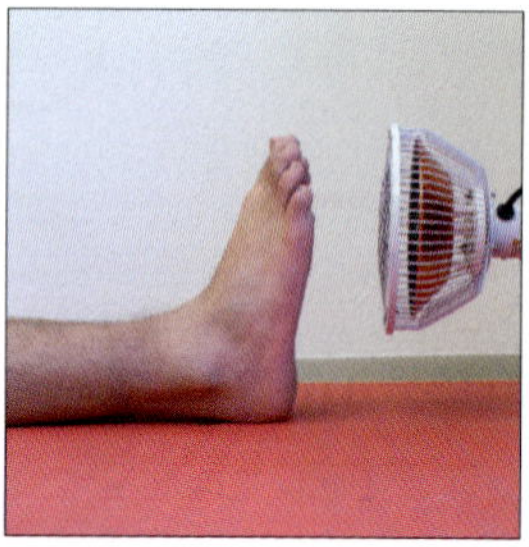

40 Minuten zusammen

Emotionaler Hypertonus (aufregungsbedingter Bluthochdruck):
Jeden einzelnen Fuß 15 Minuten oder 30 Minuten zusammen

10

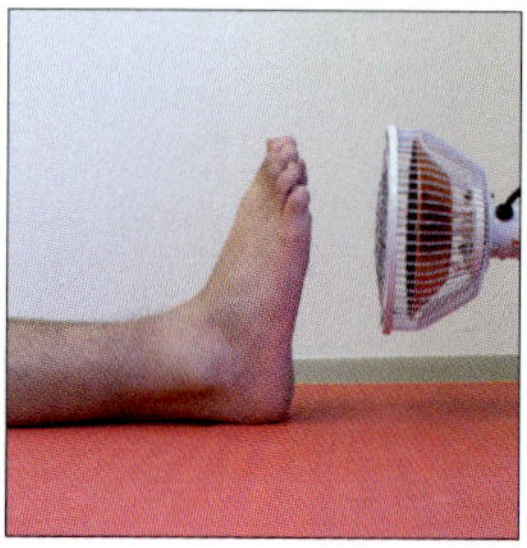

30 Minuten zusammen

7

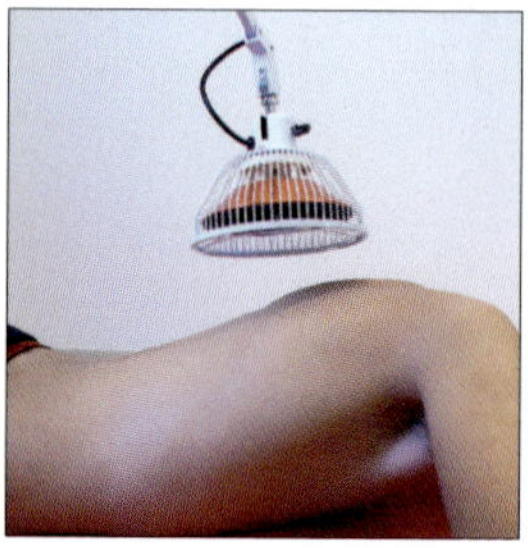

30 Minuten

Die Behandlung der betreffenden Stellen muss ohne Bekleidung erfolgen!

Arteriosklerotischer Hypertonus mit Herzbeschwerden

Jeden einzelnen Fuß 15 Minuten oder 30 Minuten zusammen

10

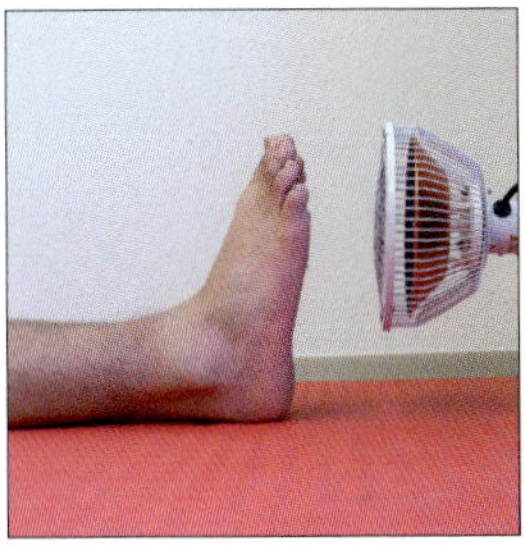

30 Minuten zusammen

2

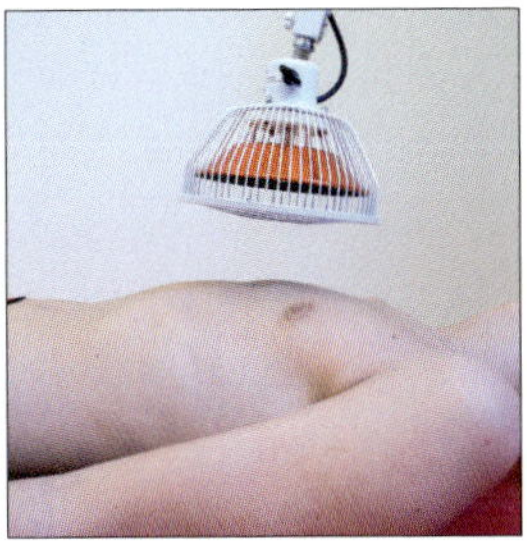

30 Minuten

Hypertonus mit Arteriosklerose der Hirnarterien und/oder Kopfschmerz

Jeden einzelnen Fuß 15 Minuten oder 30 Minuten zusammen

10

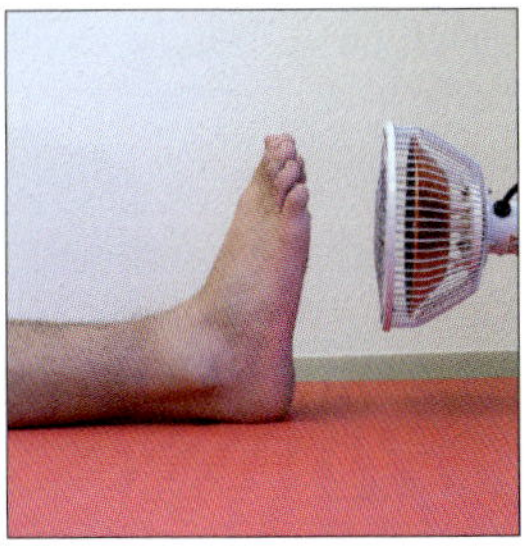

30 Minuten zusammen

6

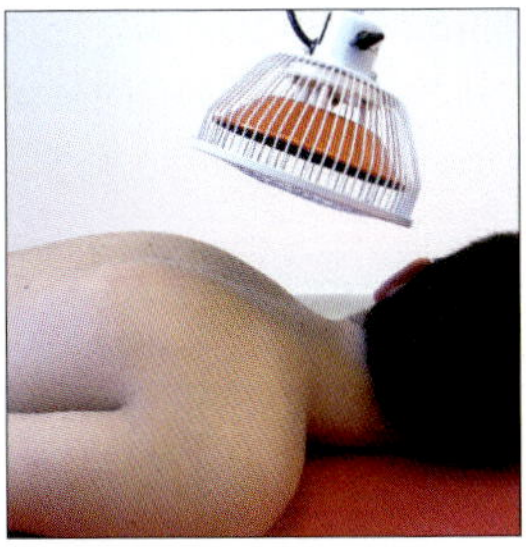

30 Minuten

Die Behandlung der betreffenden Stellen muss ohne Bekleidung erfolgen!

Hypotonie (Blutniedrigdruck)
Blutdruck unregelmäßig

Hypotonie (Blutniedrigdruck): Jeden einzelnen Fuß 20 Minuten oder 40 Minuten zusammen

10

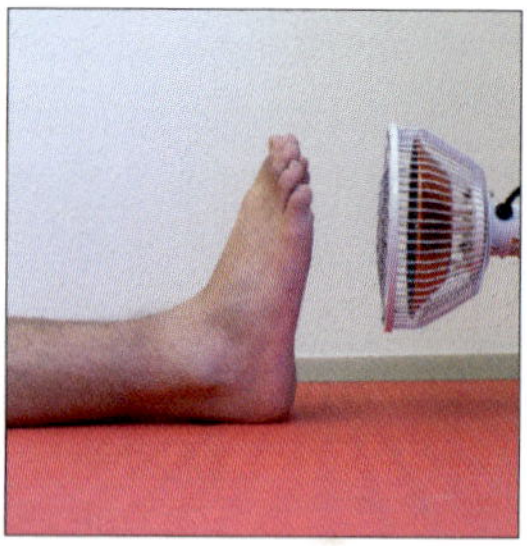

40 Minuten zusammen

Blutdruck unregelmäßig: Jeden einzelnen Fuß 15 Minuten oder 30 Minuten zusammen

10

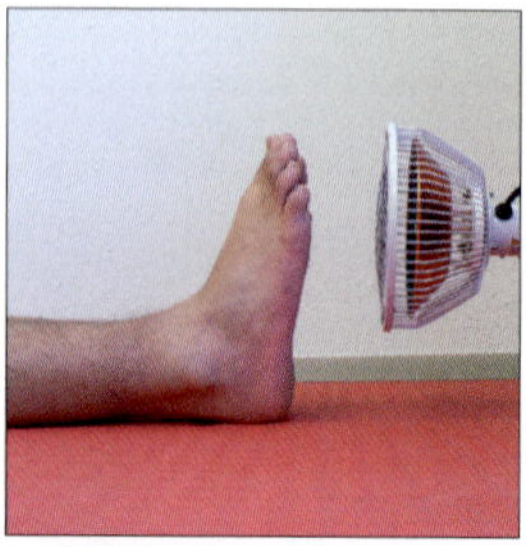

30 Minuten zusammen

6

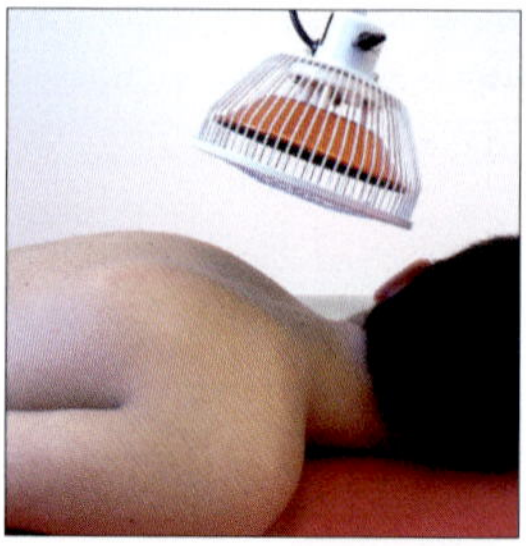

30 Minuten

Die Behandlung der betreffenden Stellen muss ohne Bekleidung erfolgen!

Folgeerscheinungen durch Schlaganfall
Ödeme / Lähmung des Oberkörpers bzw. des Unterkörpers
Blutdruck unregelmäßig

Empfehlungen: In akuten Fällen oder zur Regeneration nach eigenem Ermessen behandeln, nach Bedarf die zu behandelnden Stellen massieren.

Ödeme / Lähmung des Oberkörpers: Verteilen Sie 30 Behandlungsminuten über die Schulter der betroffenen Seite und am Arm entlang. Danach weiter mit der Behandlungszone …

6

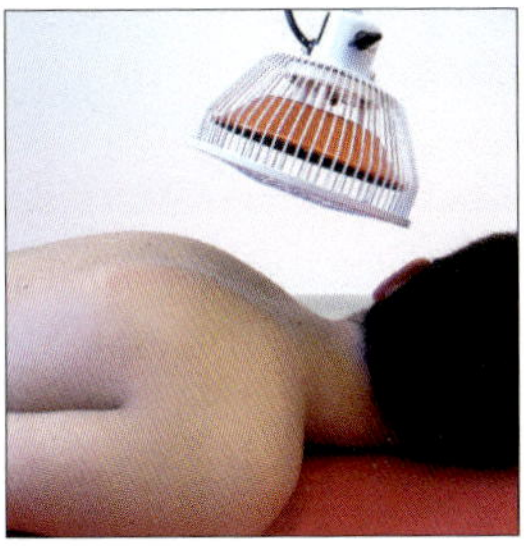

30 Minuten

5

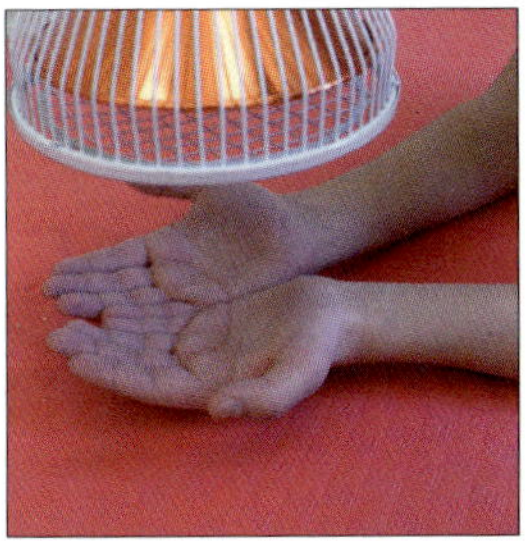

30 Minuten

Ödeme / Lähmung des Unterkörpers: Verteilen Sie 30 Behandlungsminuten über die Hüfte der betroffenen Seite und am Bein entlang. Danach weiter mit der Behandlungszone …

9

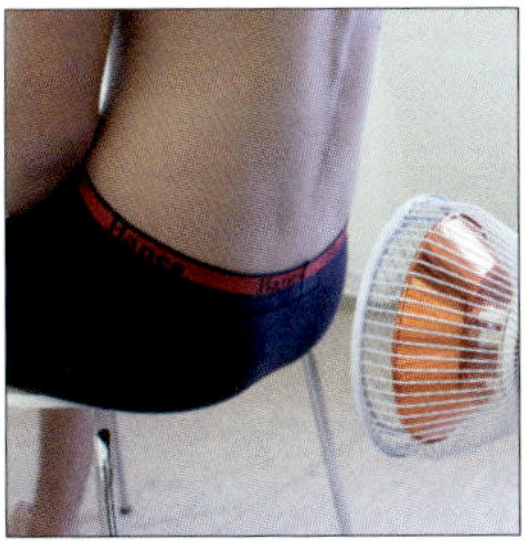

30 Minuten

10

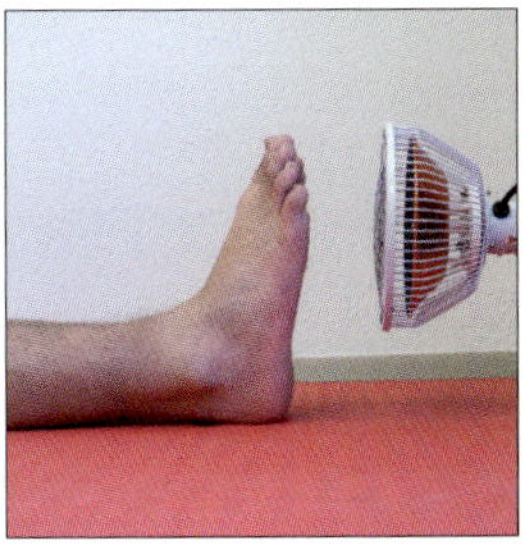

30 Minuten

Die Behandlung der betreffenden Stellen muss ohne Bekleidung erfolgen!

Blutdruck unregelmäßig: Jeden einzelnen Fuß 15 Minuten oder 30 Minuten zusammen

10

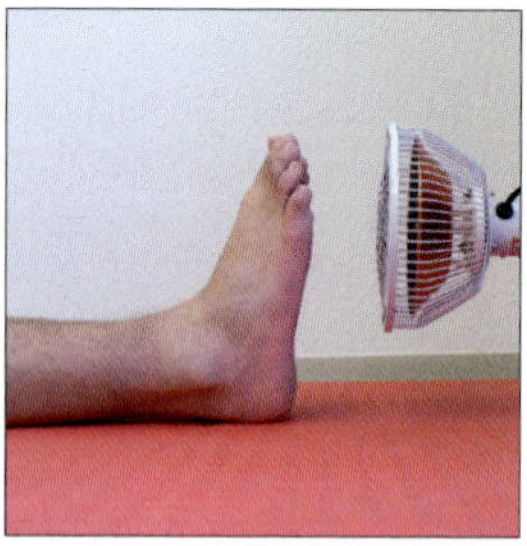

30 Minuten zusammen

6

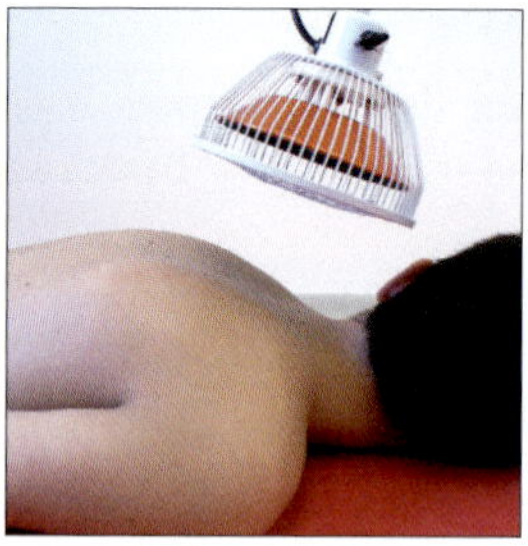

30 Minuten

Die Behandlung der betreffenden Stellen muss ohne Bekleidung erfolgen!

Ödeme (Gewebewassersucht)

Im Oberkörper: Beginnen Sie mit der betroffenen Stelle direkt 30 Minuten. Danach weiter mit der Behandlungszone …

6

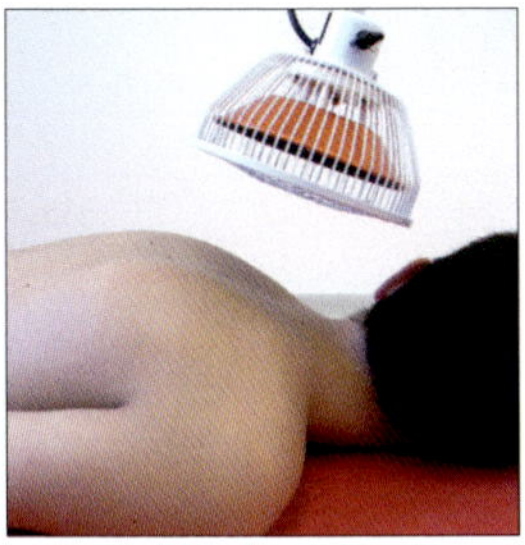

20 Minuten

Verteilen Sie 20 Behandlungsminuten auf Ober- und Unterarm der betroffenen Seite. Danach weiter mit der Behandlungszone …

5

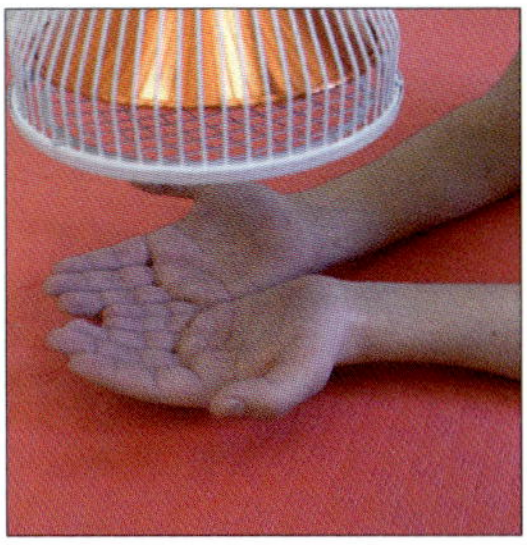

20 Minuten

Im Unterkörper: Beginnen Sie mit der betroffenen Stelle direkt 30 Minuten. Danach weiter mit der Behandlungszone …

9

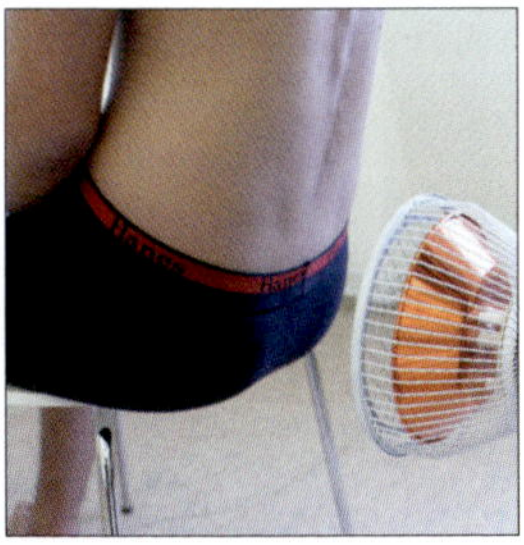

20 Minuten

Verteilen Sie 20 Behandlungsminuten auf Ober- und Unterschenkel der betroffenen Seite. Danach weiter mit der Behandlungszone …

10

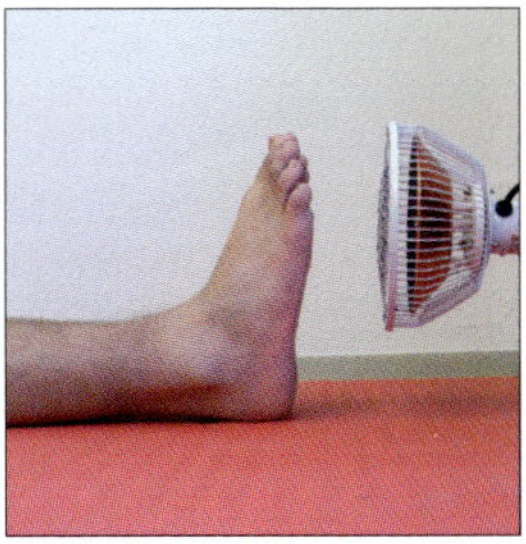

20 Minuten

Die Behandlung der betreffenden Stellen muss ohne Bekleidung erfolgen!

Herzkranzarterienverkalkung
Herzschlag zu schnell
Herzschlag unregelmäßig

Empfehlungen: Der Energiespender kann bei der Behandlung von Herzleiden unterstützend wirken. Gelassenheit bewahren, ein geregeltes Leben führen, weniger als 5g Salz täglich zu sich nehmen, nicht rauchen, wenig Alkohol trinken, nicht sofort die Blutdruckmedikamente absetzen.

Herzkranzarterienverkalkung:

7

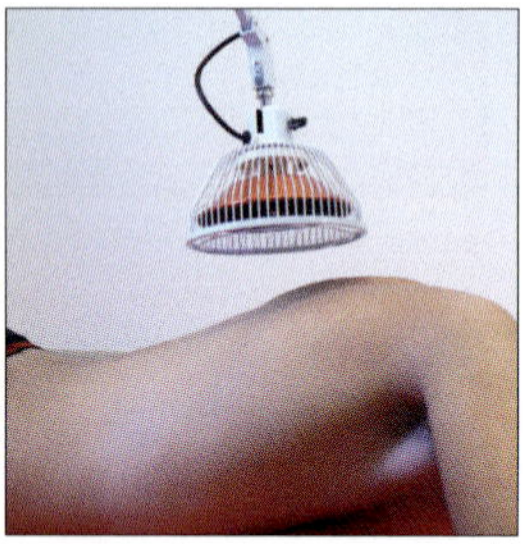

30 Minuten

2

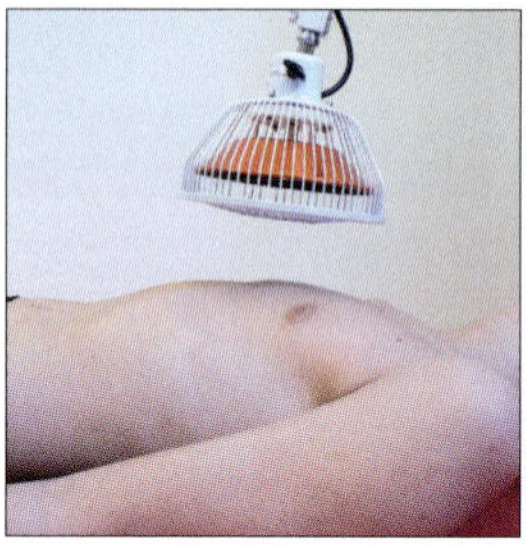

30 Minuten

11 rechts

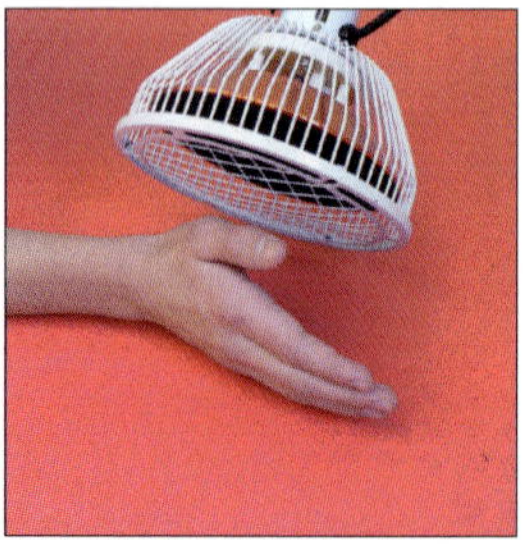

15 Minuten

11 links

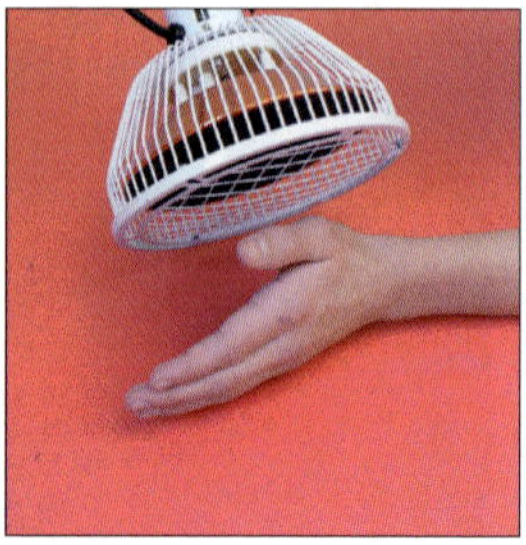

15 Minuten

Die Behandlung der betreffenden Stellen muss ohne Bekleidung erfolgen!

Herzschlag zu schnell:

7

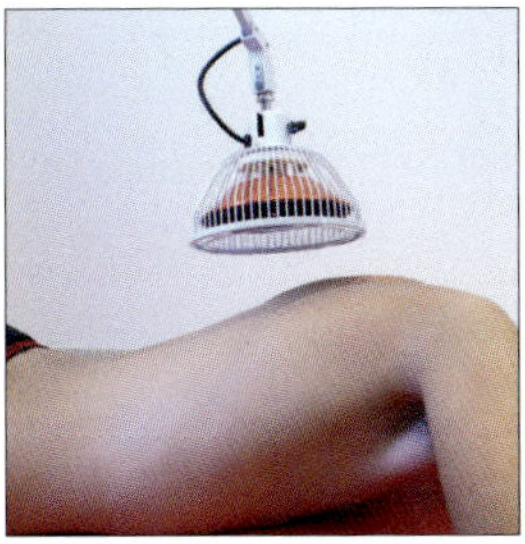

30 Minuten

10

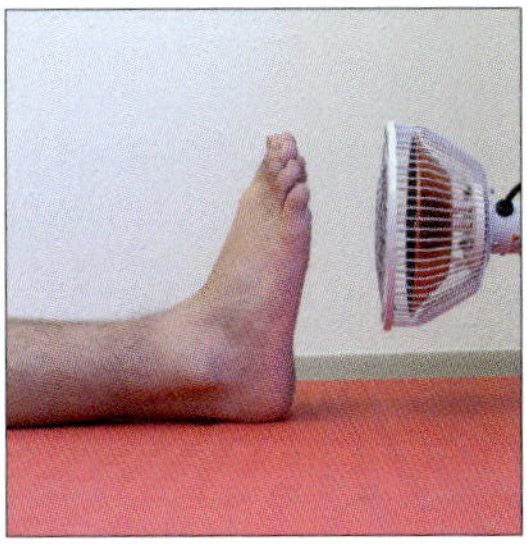

30 Minuten

11 rechts

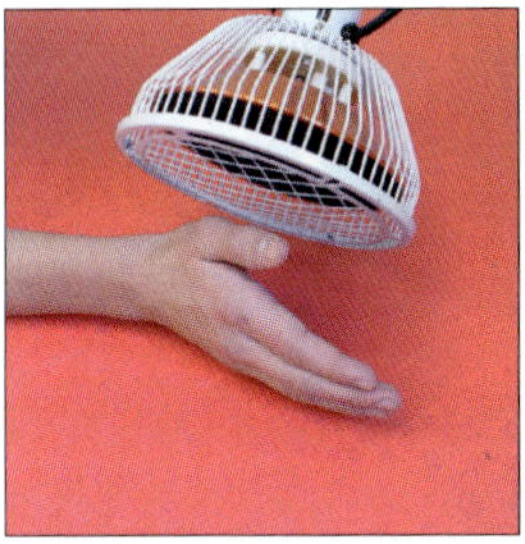

15 Minuten

11 links

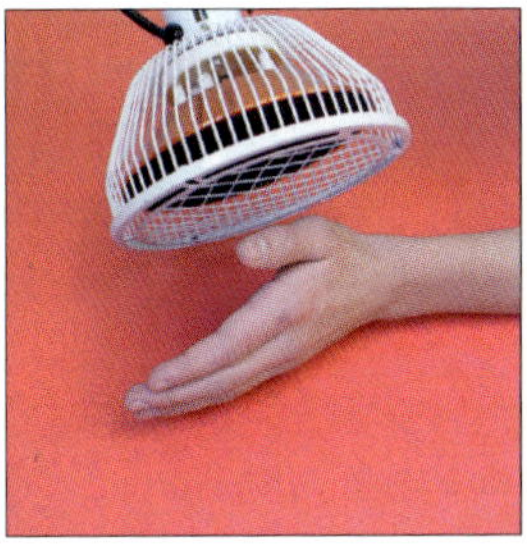

15 Minuten

Herzschlag unregelmäßig:

7

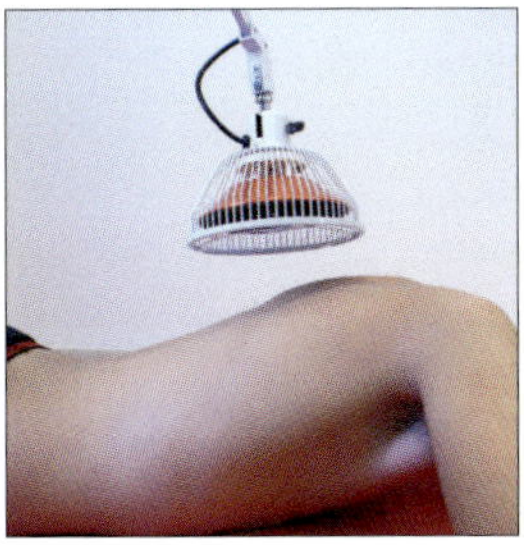

30 Minuten

11 rechts

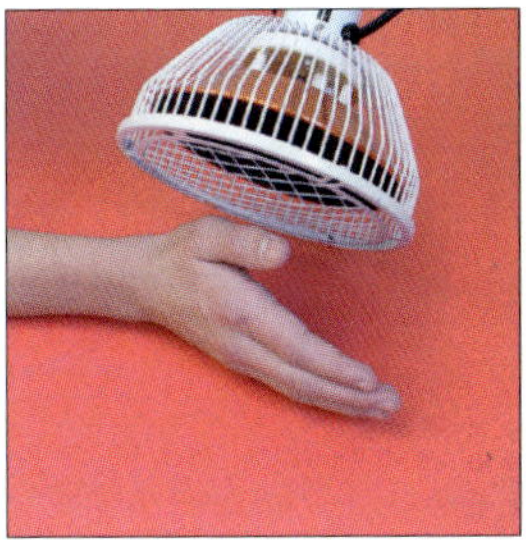

15 Minuten

11 links

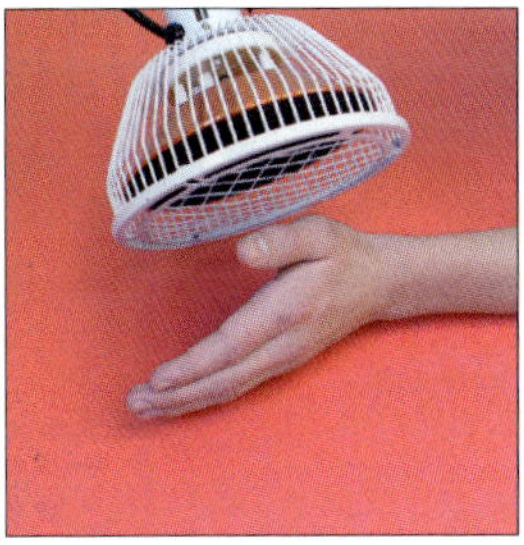

15 Minuten

Die Behandlung der betreffenden Stellen muss ohne Bekleidung erfolgen!

Schlaflosigkeit

Empfehlungen: Vor dem Schlafengehen bestrahlen.

Schlaflosigkeit: Jeden einzelnen Fuß 20–30 Minuten oder 45 Minuten zusammen

10

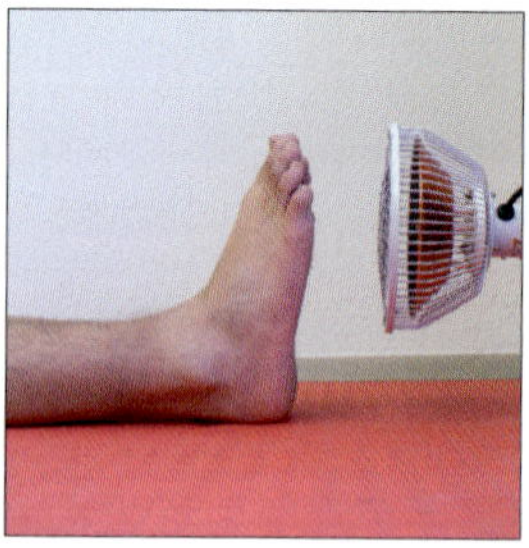

45 Minuten zusammen

Schlaflosigkeit (verursacht durch innere Unruhe, Herzrasen):

10

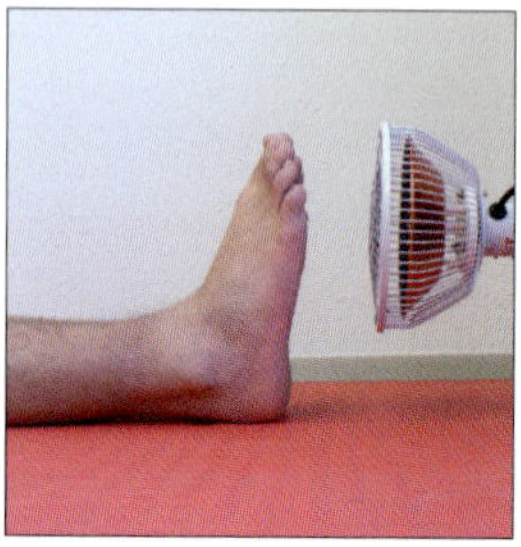

30 Minuten

7

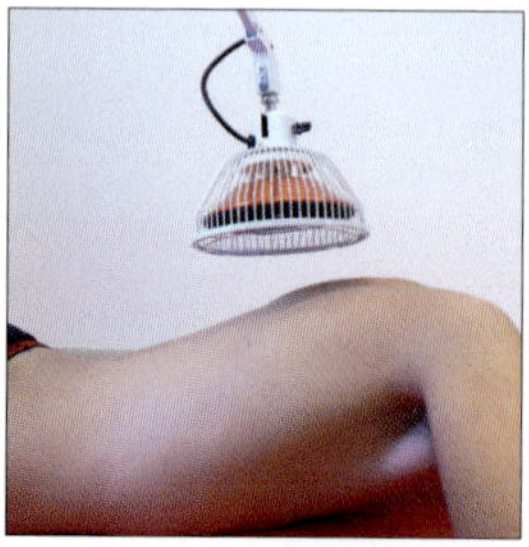

30 Minuten

2

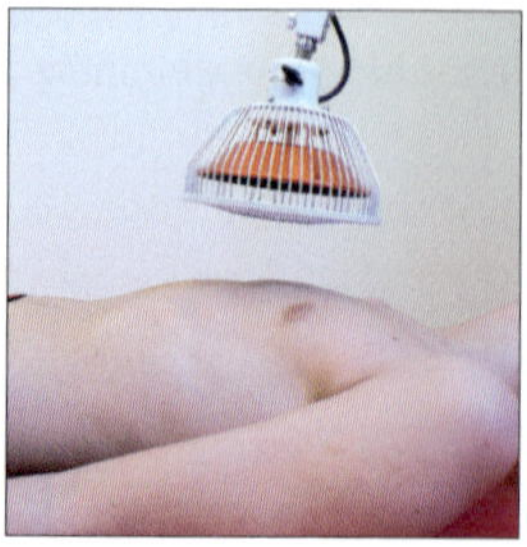

30 Minuten

Die Behandlung der betreffenden Stellen muss ohne Bekleidung erfolgen!

Depressive Verstimmung
Nervenschwäche

Depressive Verstimmung:

7

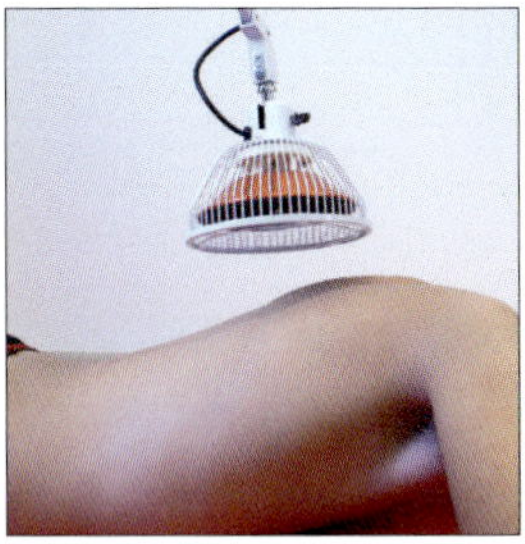

20 Minuten

12 rechts

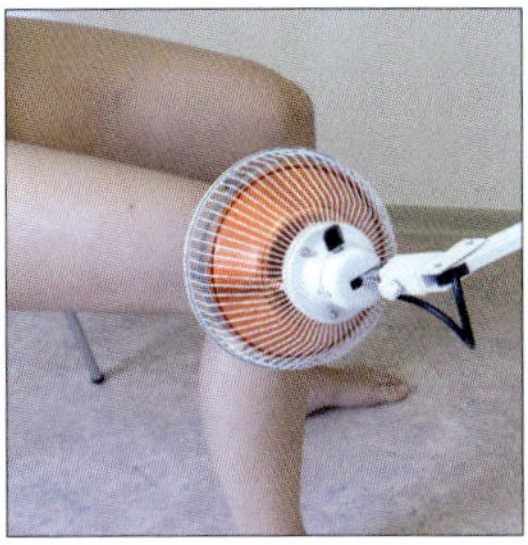

20 Minuten

12 links

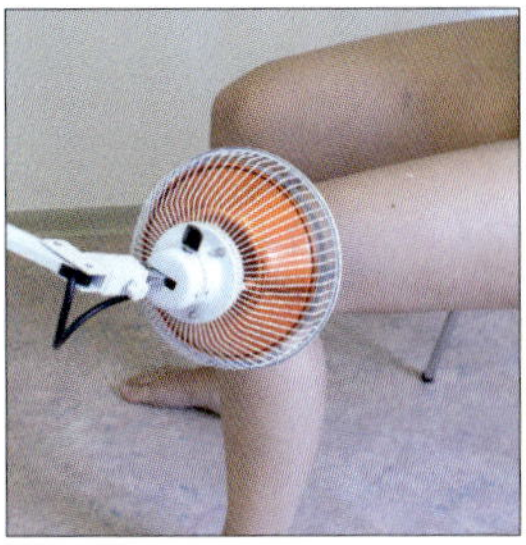

20 Minuten

11 rechts

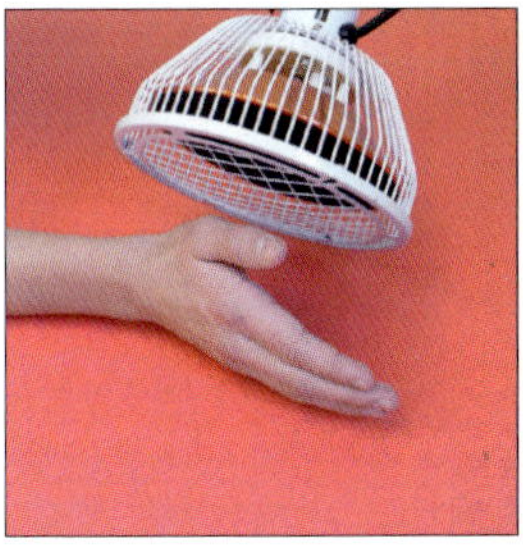

15 Minuten

11 links

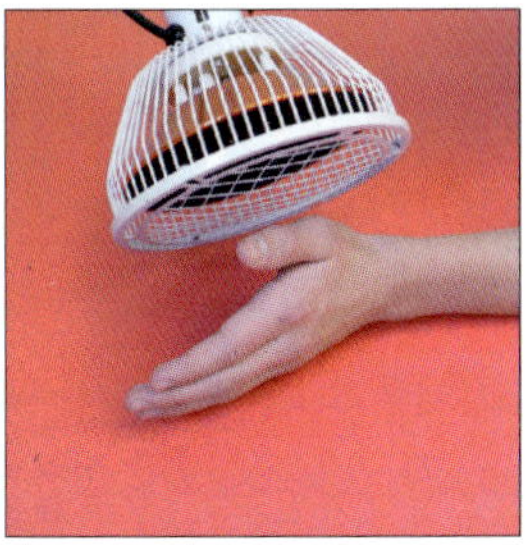

15 Minuten

Die Behandlung der betreffenden Stellen muss ohne Bekleidung erfolgen!

Nervenschwäche:

7

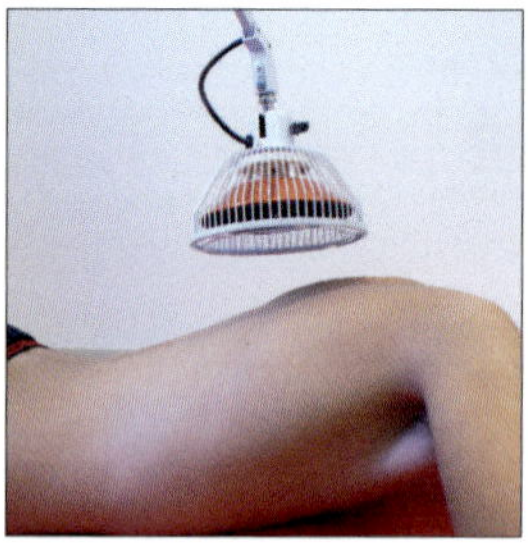

45 Minuten

Die Behandlung der betreffenden Stellen muss ohne Bekleidung erfolgen!

▌Diabetes Form II (insulinunabhängig)
▌Diabetes Form I (insulinabhängig)

Empfehlungen: Etwas Sport treiben, Diätbehandlung mit geeigneten Lebensmitteln, Medikamente weiter einnehmen.

Diabetes Form II (insulinunabhängig):

1. Behandlungstag: Beginnen Sie mit der Bauchspeicheldrüse (linker Oberbauch) direkt 30 Minuten. Danach weiter mit der Behandlungszone ...

7

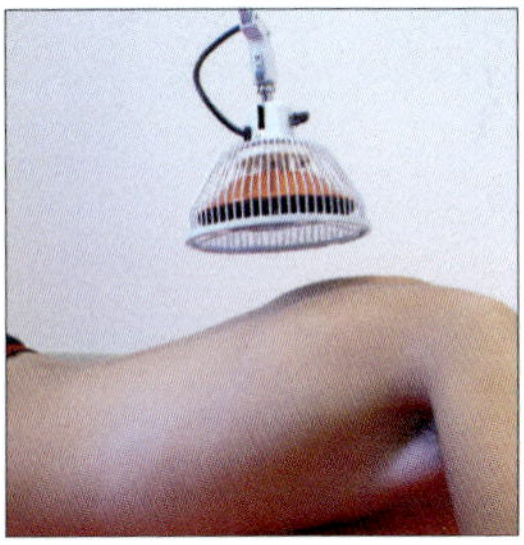

20 Minuten

6

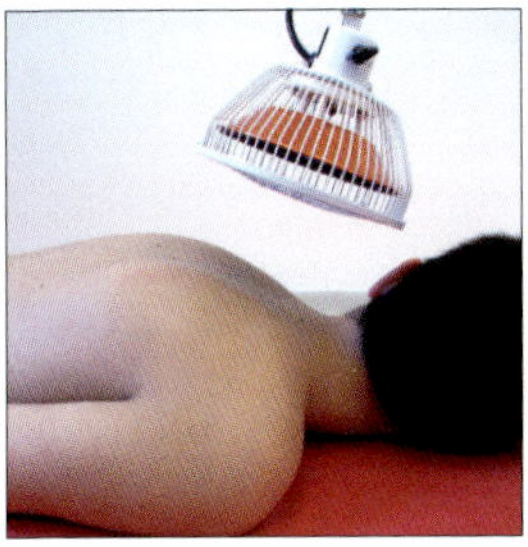

20 Minuten

22 links

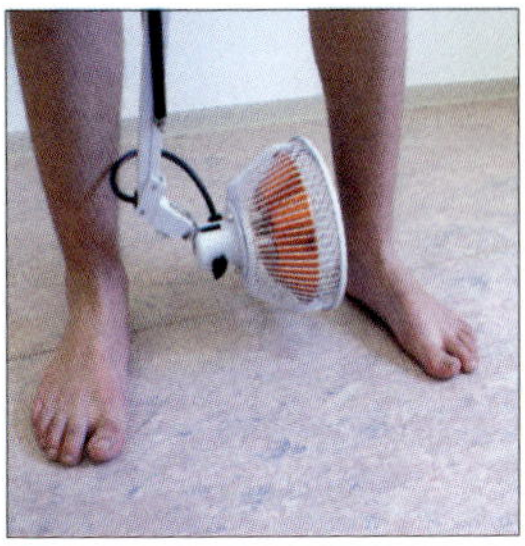

20 Minuten

2. Behandlungstag: Bauchspeicheldrüse direkt 30 Minuten. Danach weiter mit der Behandlungszone ...

8

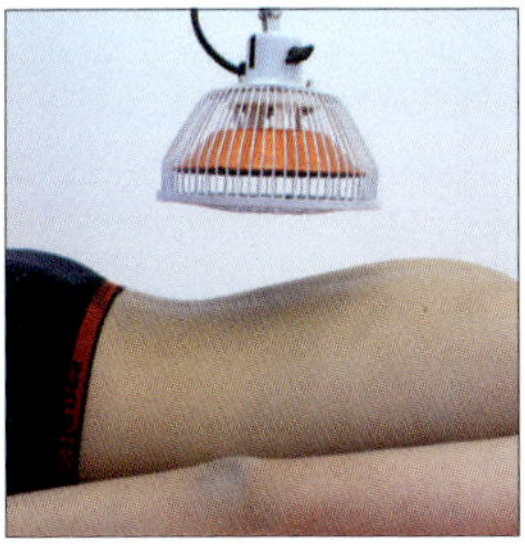

20 Minuten

19

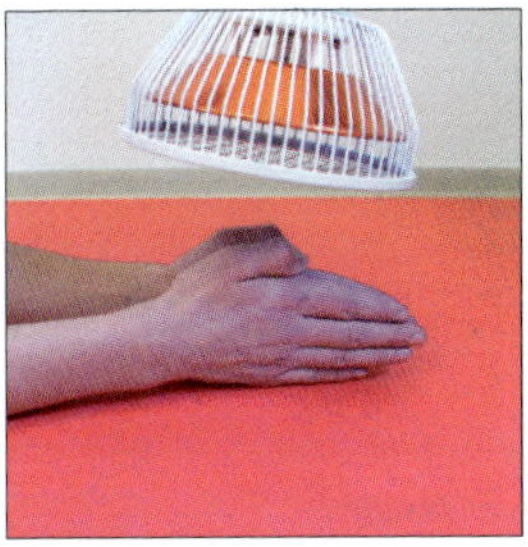

20 Minuten

22 rechts

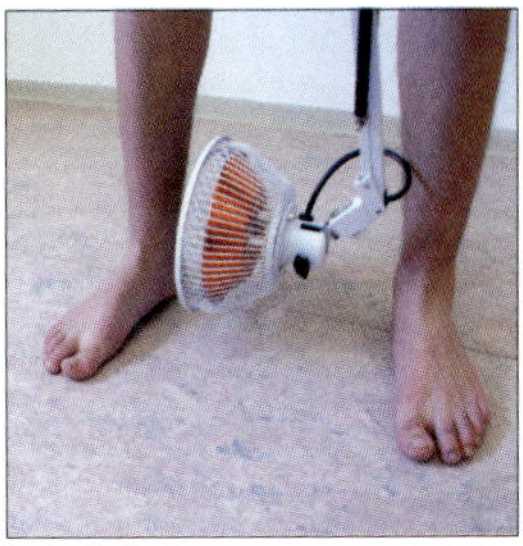

20 Minuten

3. Behandlungstag: wie 1. Tag (also im Wechsel)

Die Behandlung der betreffenden Stellen muss ohne Bekleidung erfolgen!

Form I (insulinabhängig):

1. Behandlungstag: Beginnen Sie mit der Bauchspeicheldrüse (linker Oberbauch) direkt 30 Minuten. Danach weiter mit der Behandlungszone ...

7

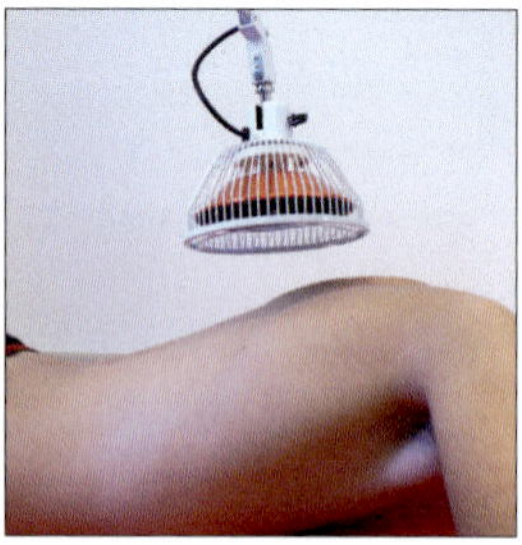

20 Minuten

12 rechts

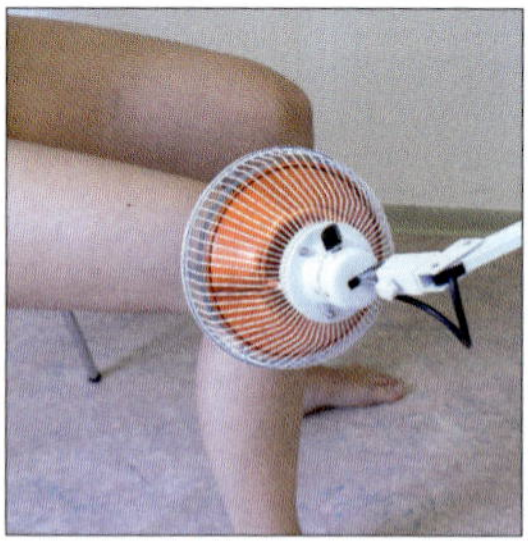

20 Minuten

22 links

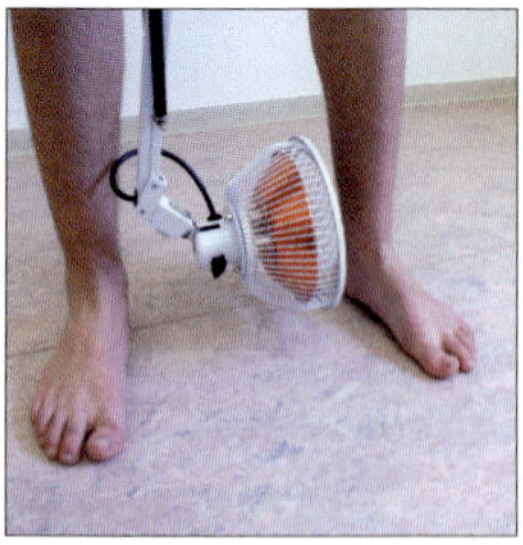

20 Minuten

2. Behandlungstag: Bauchspeicheldrüse direkt 30 Minuten.
Danach weiter mit der Behandlungszone ...

8

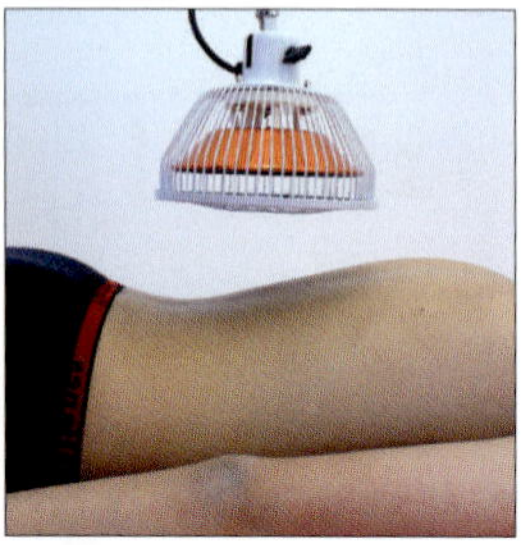

20 Minuten

12 links

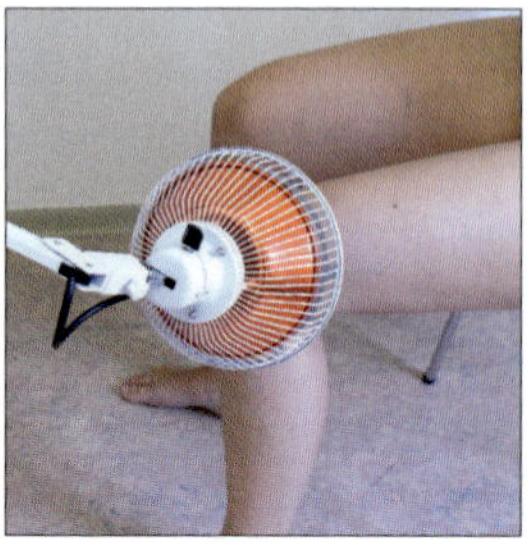

20 Minuten

22 rechts

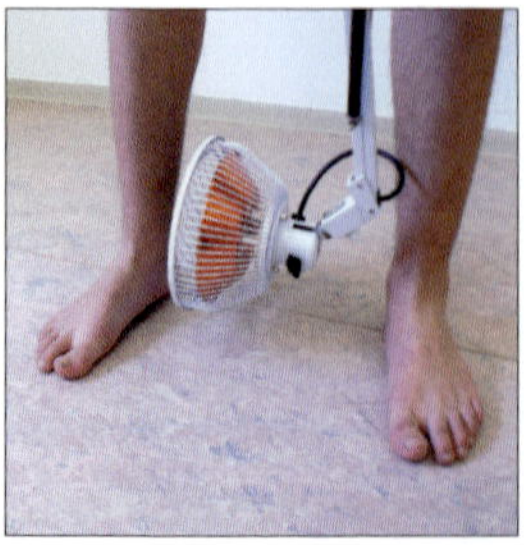

20 Minuten

3. Behandlungstag: wie 1. Tag (also im Wechsel)

Die Behandlung der betreffenden Stellen muss ohne Bekleidung erfolgen!

Asthma bronchiale
Bronchitis

Empfehlungen: Sich vor Erkältungen vorsehen. Räume mit zu niedriger Luftfeuchtigkeit meiden. Die angenehmste Position bei der Anwendung haben Sie im Liegen.

1

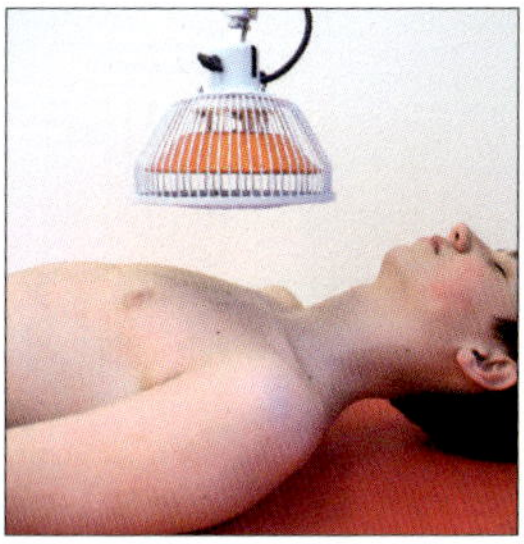

20 Minuten

6

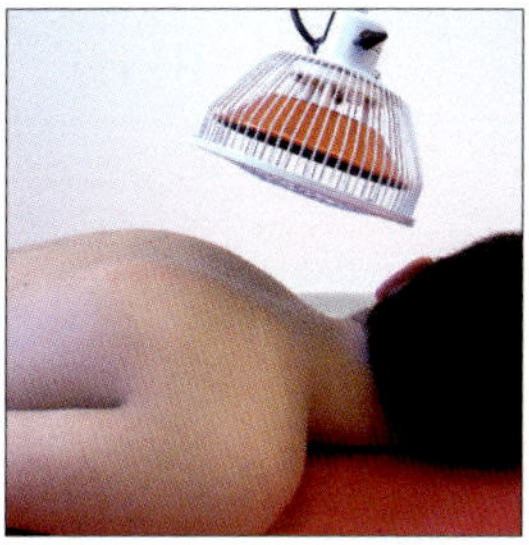

20 Minuten

2

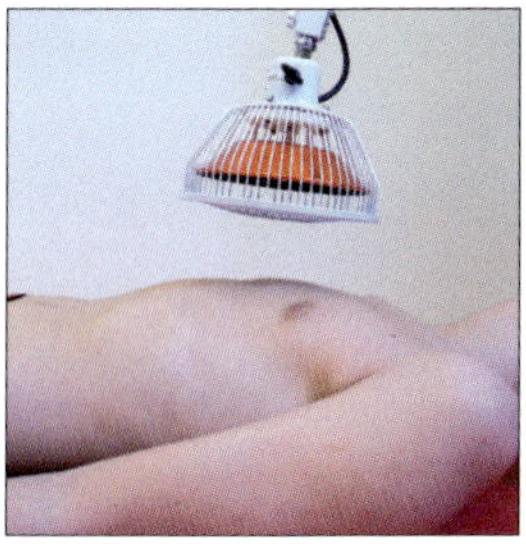

20 Minuten

7

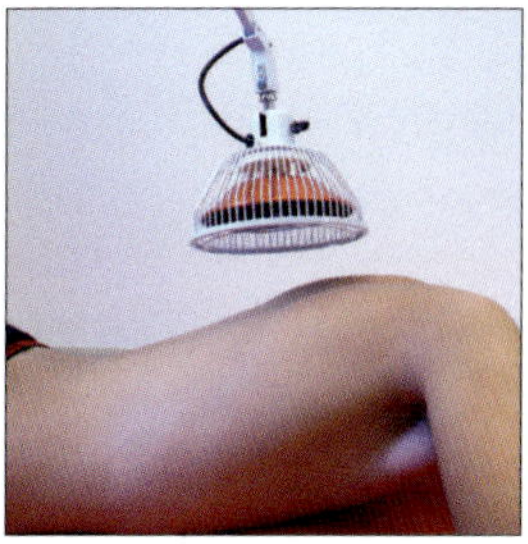

20 Minuten

Die Behandlung der betreffenden Stellen muss ohne Bekleidung erfolgen!

Tuberkulose der Lunge

Empfehlungen: Zur Unterstützung der medikamentösen Therapie.
Achtung: Die Medikamente unbedingt gemäß den Anordnungen Ihres Arztes weiter einnehmen.

Beginnen Sie mit der betroffenen Stelle direkt 20 Minuten. Danach weiter mit der Behandlungszone …

8

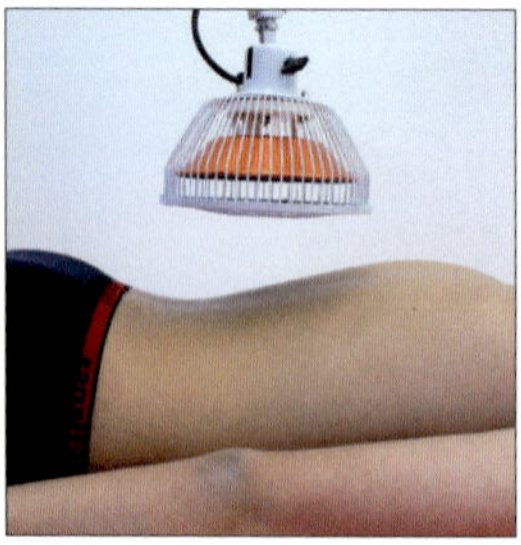

20 Minuten

14 rechts

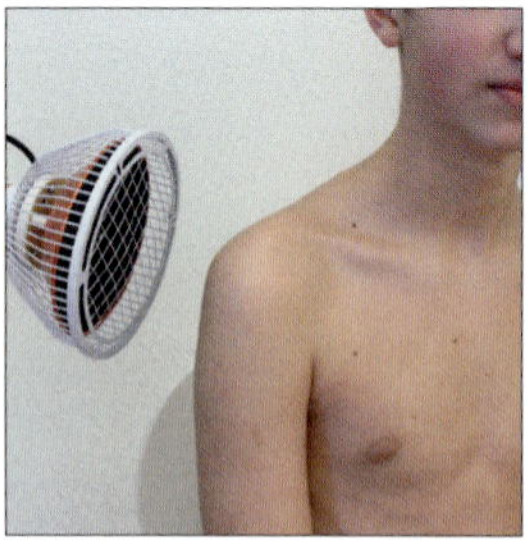

20 Minuten

14 links

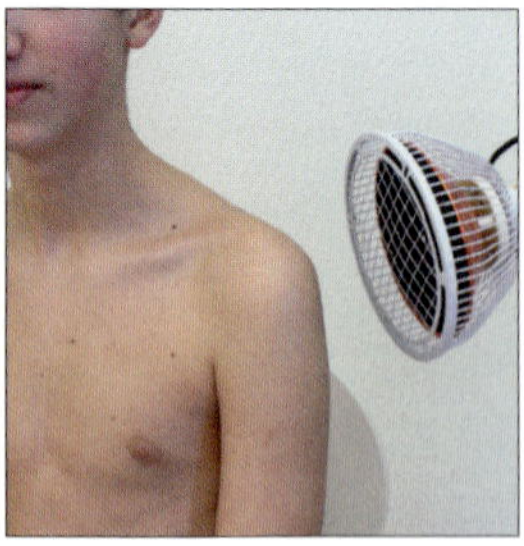

20 Minuten

Die Behandlung der betreffenden Stellen muss ohne Bekleidung erfolgen!

Leberbeschwerden
Gallenbeschwerden

Empfehlungen: Medikamente weiter einnehmen, keinen Alkohol trinken, scharfe Speisen meiden.

Beginnen Sie mit der betroffenen Stelle direkt 30 Minuten. Danach weiter mit der Behandlungszone ...

7

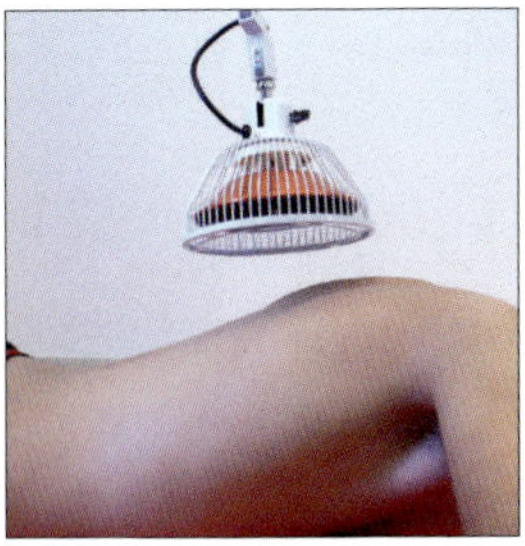

30 Minuten

8

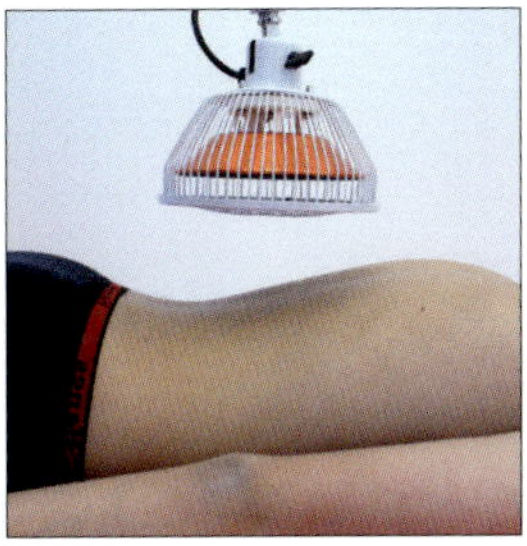

30 Minuten

Die Behandlung der betreffenden Stellen muss ohne Bekleidung erfolgen!

Magenbeschwerden

Empfehlungen: Nicht rauchen, wenig Alkohol trinken, koffeinhaltigen Kaffee vermeiden, leicht verdauliche Speisen zu sich nehmen, mehrere kleine Mahlzeiten einnehmen.

Beginnen Sie mit der betroffenen Stelle direkt 20 Minuten. Danach weiter mit der Behandlungszone …

8

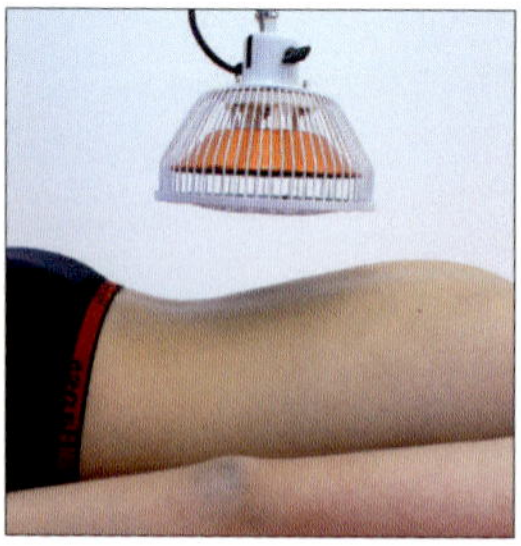

30 Minuten

12 rechts

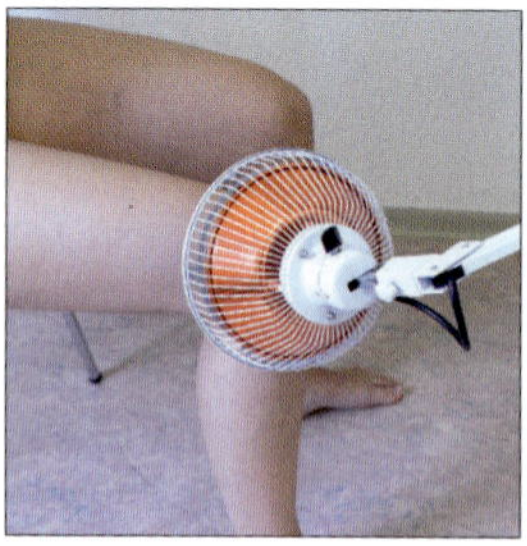

20 Minuten

12 links

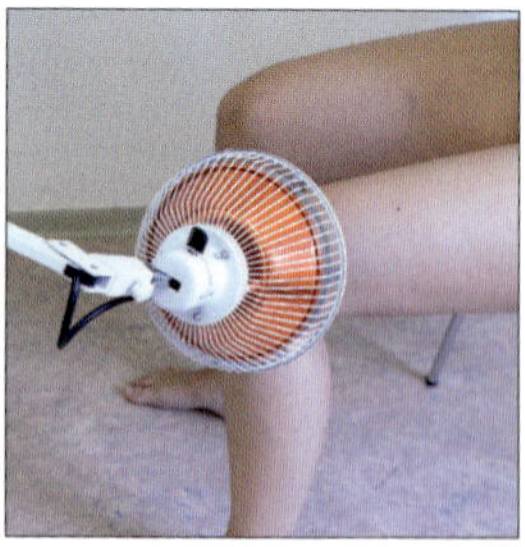

20 Minuten

Die Behandlung der betreffenden Stellen muss ohne Bekleidung erfolgen!

Erkältung
Nebenhöhlenentzündung

Erkältung:

6

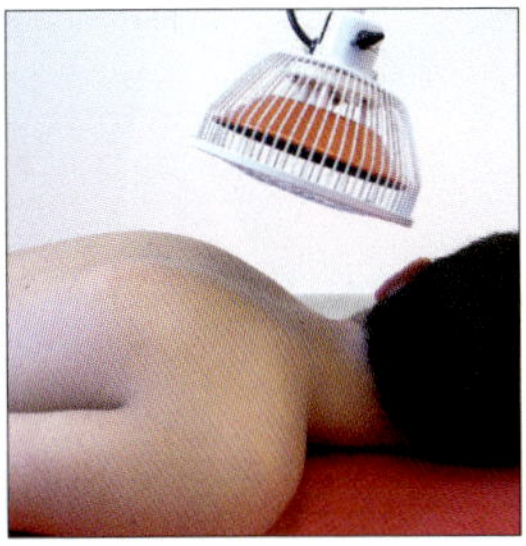

20 Minuten

5

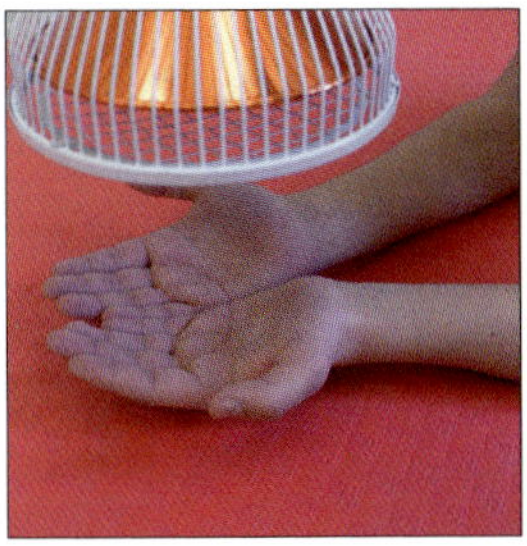

20 Minuten

Nebenhöhlenentzündung:

6

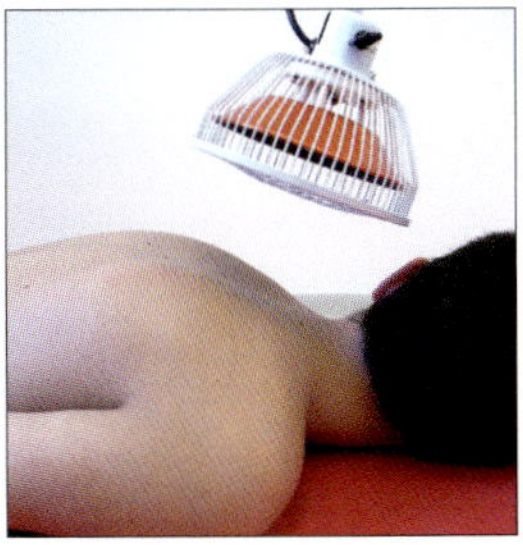

30 Minuten

13

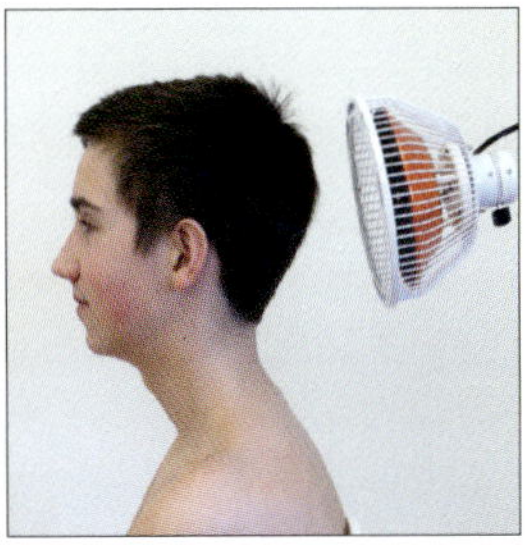

30 Minuten

19

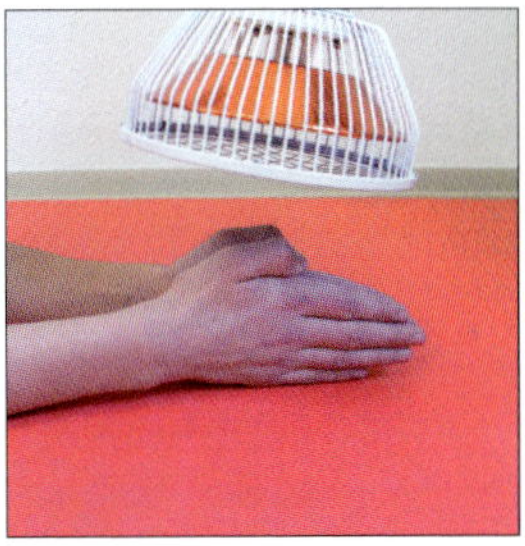

30 Minuten

Die Behandlung der betreffenden Stellen muss ohne Bekleidung erfolgen!

Kopfschmerzen

Empfehlungen: Nach der Behandlung mindestens eine halbe Stunde ruhen.
Achtung: Bei ständig wiederkehrenden Kopfschmerzen bitte die Ursache beim Arzt erfragen.

6

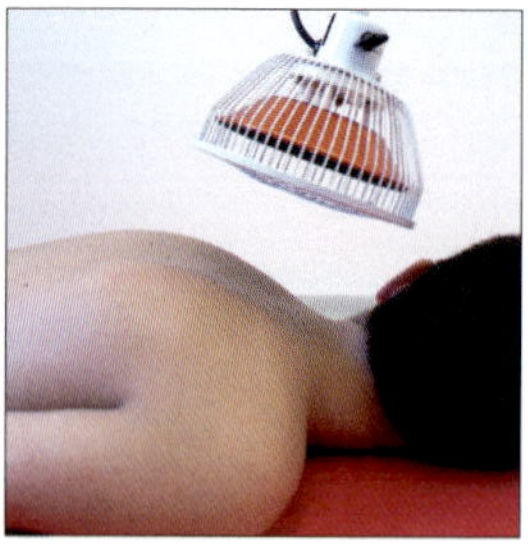

30 Minuten

13

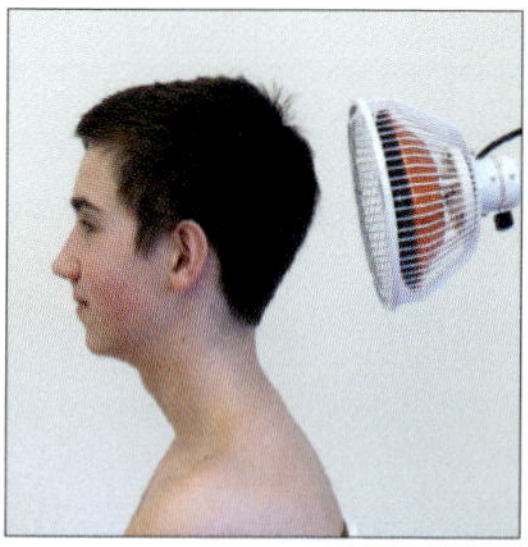

30 Minuten

Die Behandlung der betreffenden Stellen muss ohne Bekleidung erfolgen!

Colitis (Dickdarmentzündung)
Morbus Crohn (Dünndarmentzündung kurz vor dem Dickdarm)

Empfehlungen: Leicht Verdauliches essen, scharfe Speisen meiden.

Zuerst den Schmerzpunkt 30 Minuten direkt behandeln. Danach weiter mit der Behandlungszone …

8

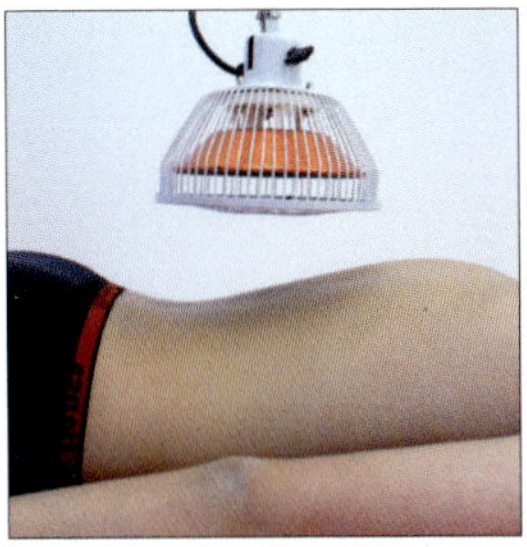

30 Minuten

12 rechts

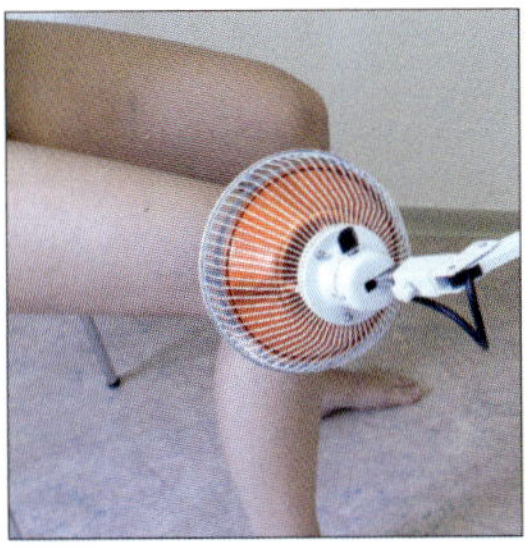

15 Minuten

12 links

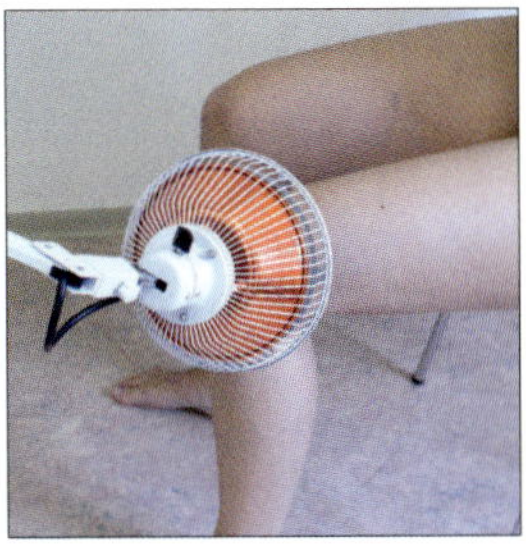

15 Minuten

Oder andere Zeiteinteilung: Zuerst den Schmerzpunkt 20 Minuten direkt behandeln.
Danach weiter mit der Behandlungszone …

8

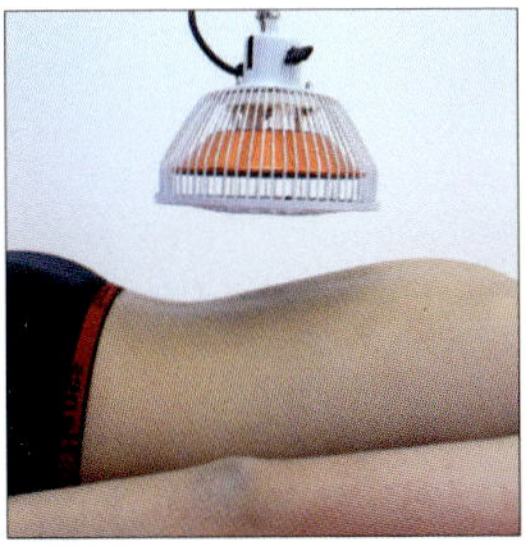

20 Minuten

12 rechts

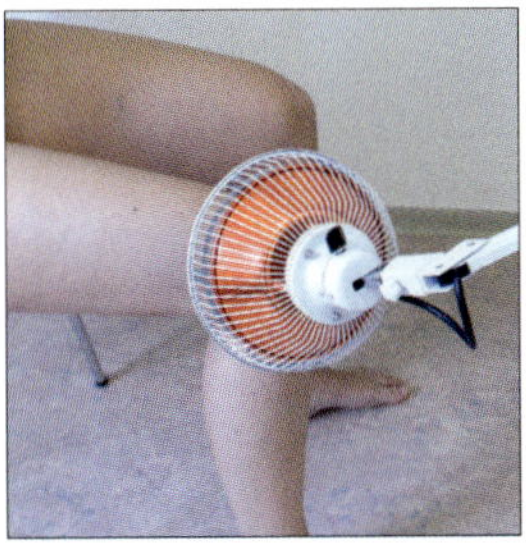

20 Minuten

12 links

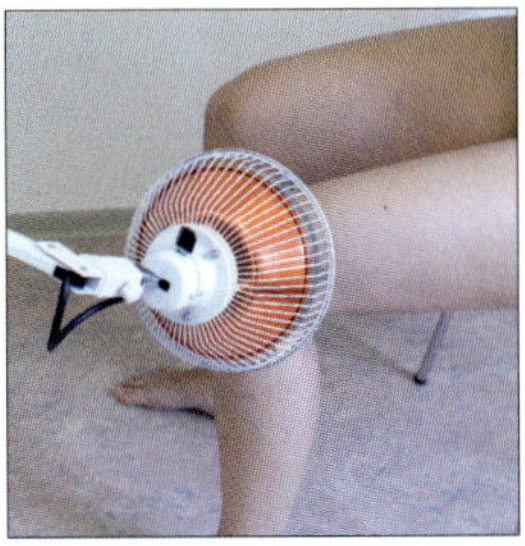

20 Minuten

Die Behandlung der betreffenden Stellen muss ohne Bekleidung erfolgen!

- **Hämorrhoiden**
- **Juckreiz im After**
- **Prolapsus ani** (Heraustreten von Geweben/Organen)

Empfehlungen: Nichts scharfes essen.
Achtung: Den After vor der Behandlung gut reinigen.

Hämorrhoiden:

direkt

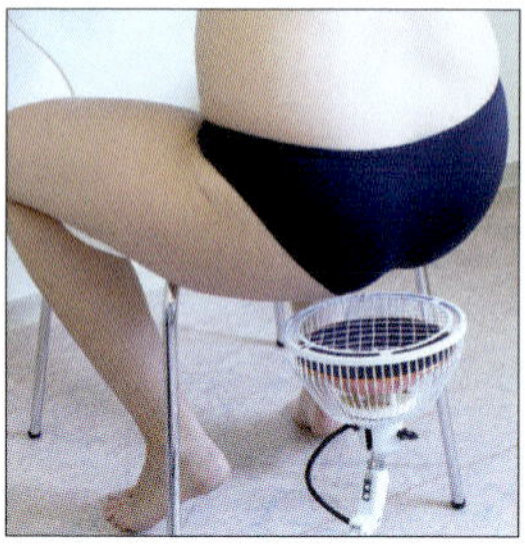

30 Minuten

9

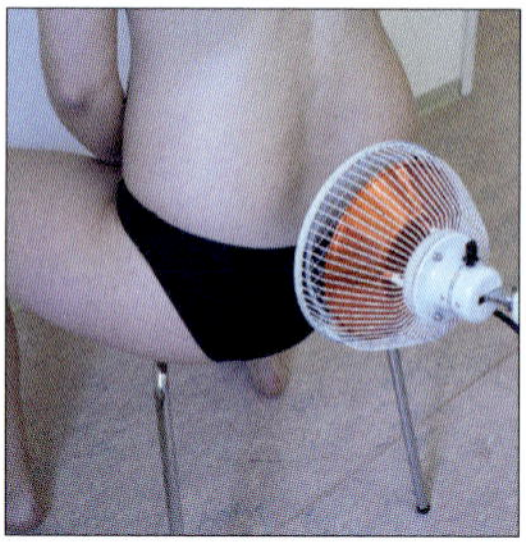

30 Minuten

Juckreiz im After:

direkt

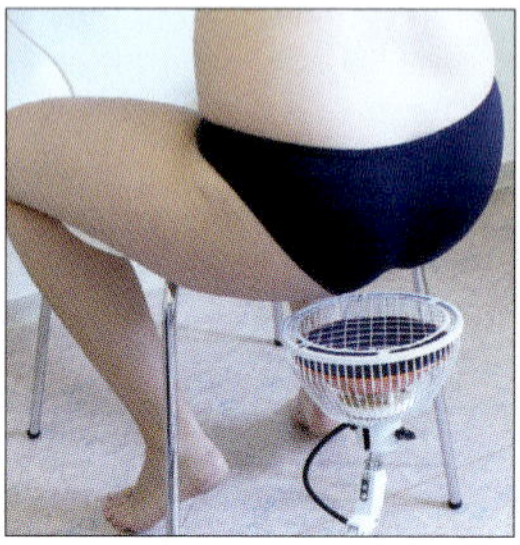

30 Minuten

9

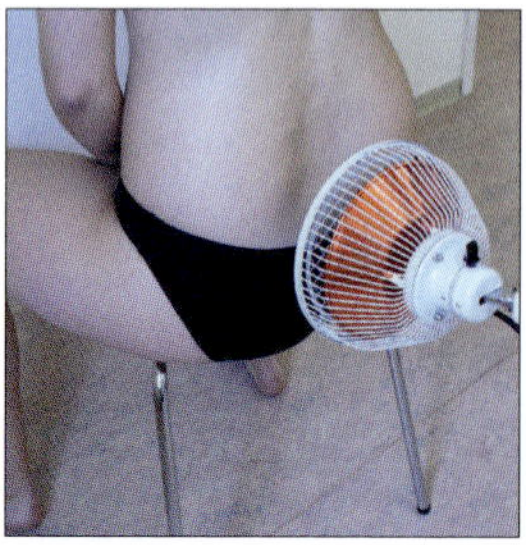

30 Minuten

6

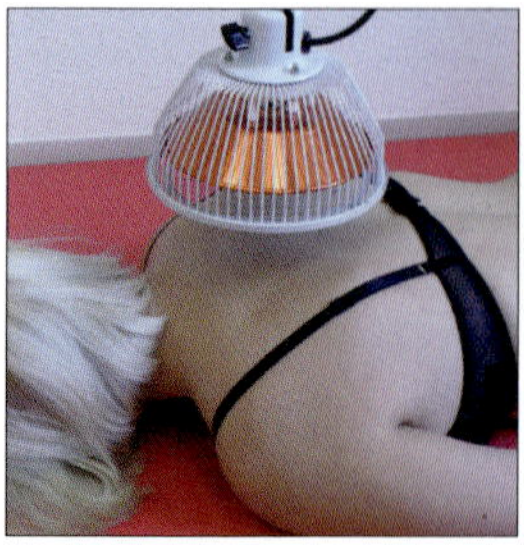

30 Minuten

Die Behandlung der betreffenden Stellen muss ohne Bekleidung erfolgen!

Prolapsus ani (Heraustreten von Geweben/Organen):

direkt

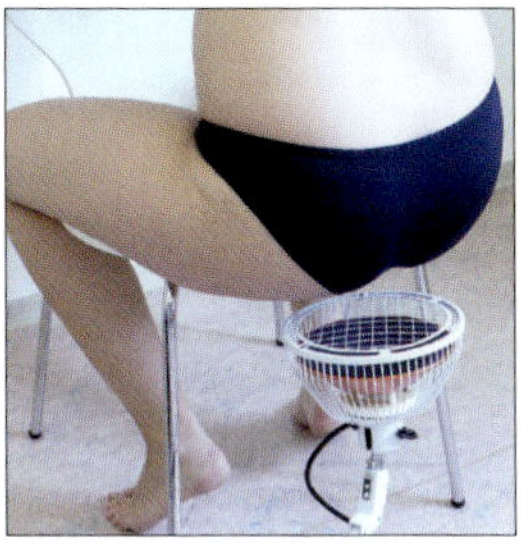

30 Minuten

9

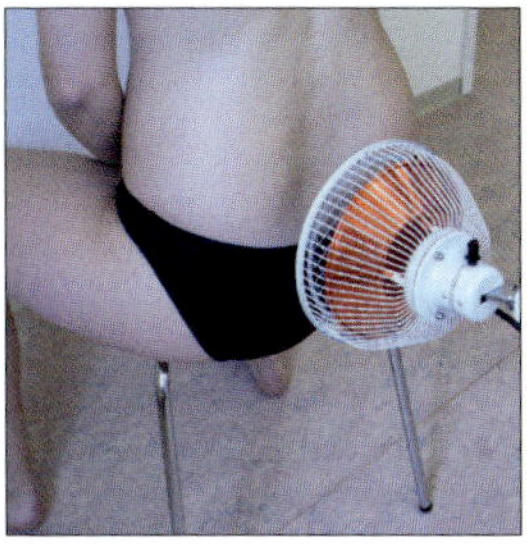

30 Minuten

Die Behandlung der betreffenden Stellen muss ohne Bekleidung erfolgen!

Halswirbelbeschwerden
Halswirbelbeschwerden mit Armschmerz
Halswirbelbeschwerden mit Kopfschmerz

Empfehlungen: Eine manual-therapeutische Therapie verbessert das Resultat.

Halswirbelbeschwerden:

Beginnen Sie mit der betroffenen Stelle direkt 30 Minuten. Danach weiter mit der Behandlungszone …

6

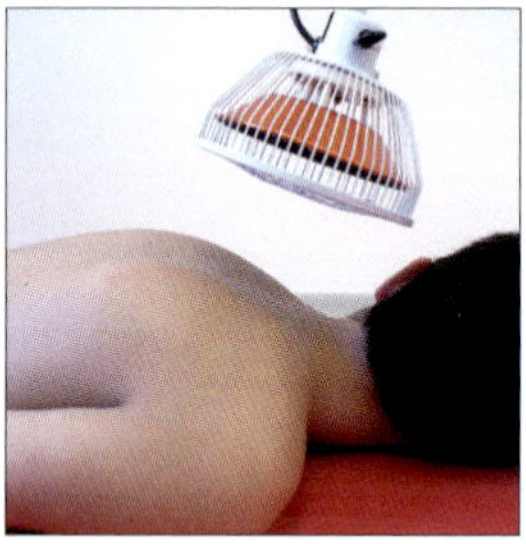

30 Minuten

19

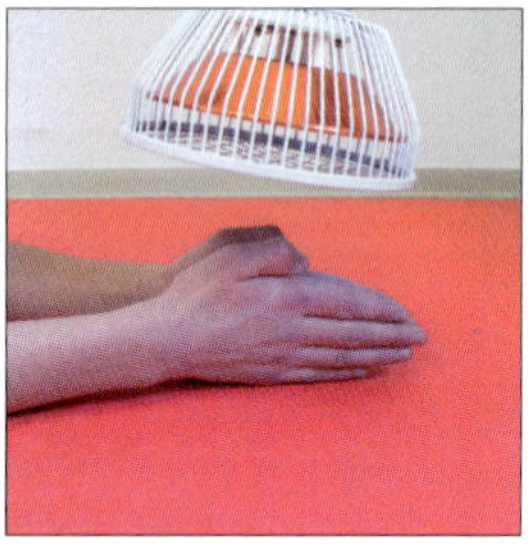

30 Minuten

Die Behandlung der betreffenden Stellen muss ohne Bekleidung erfolgen!

Halswirbelbeschwerden mit Armschmerz:

Verteilen Sie 30 Behandlungsminuten schrittweise von der Schulter der betroffenen Seite herab bis vor der Behandlungszone 19. Danach weiter mit der Behandlungszone ...

6

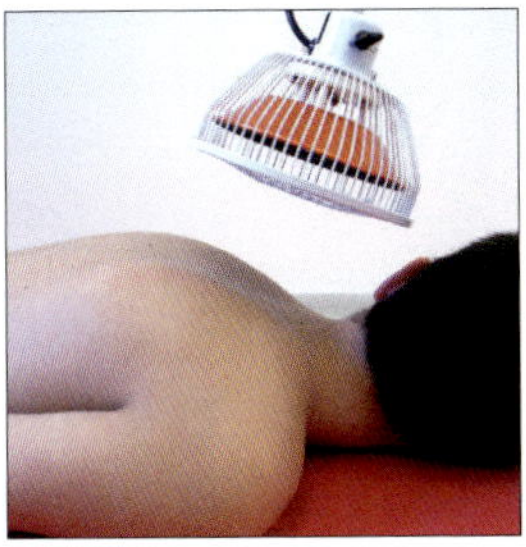

30 Minuten

19

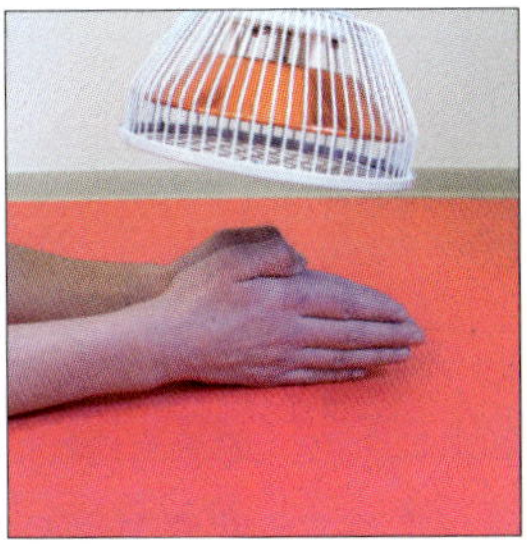

30 Minuten

Halswirbelbeschwerden mit Kopfschmerz:

6

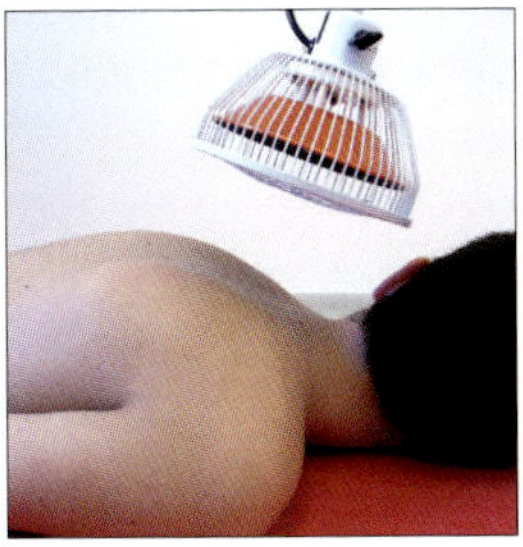

30 Minuten

13

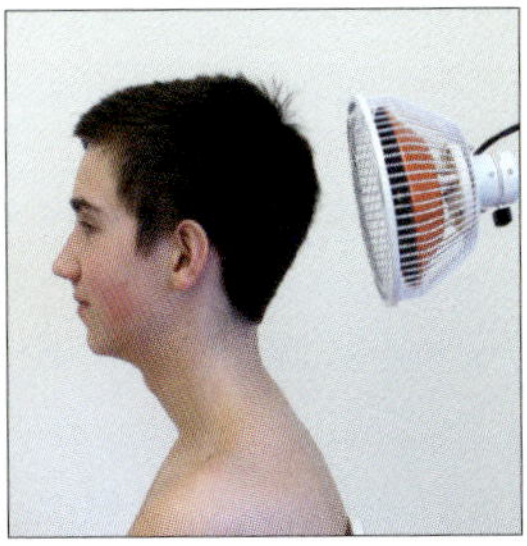

30 Minuten

19

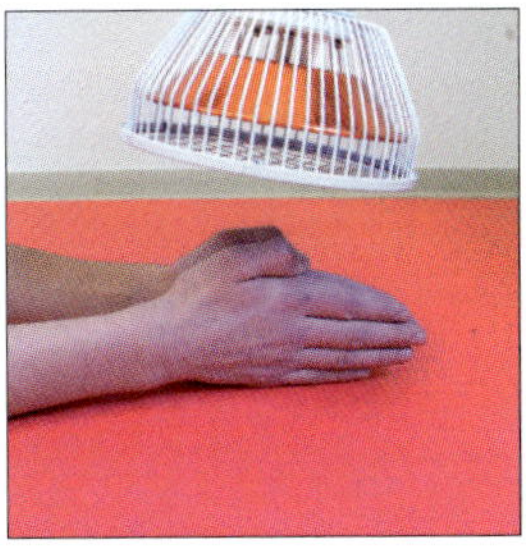

30 Minuten

Die Behandlung der betreffenden Stellen muss ohne Bekleidung erfolgen!

Schulterentzündung

Empfehlungen: Wenn es die Schmerzen erlauben, zweimal täglich Bewegungsübungen durchführen.

Erst den Schmerzpunkt direkt 30 Minuten behandeln. Danach weiter mit der Behandlungszone …

6

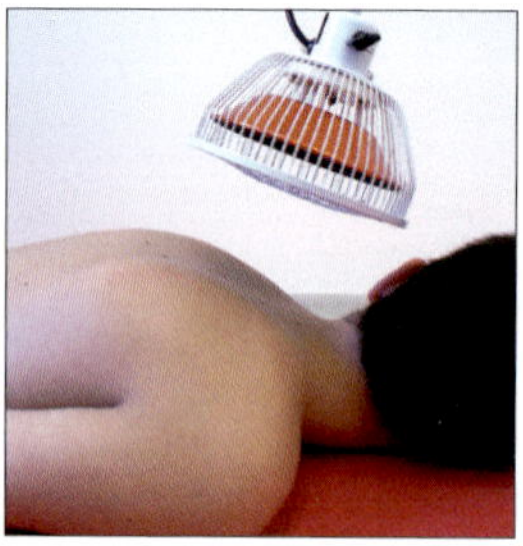

30 Minuten

14

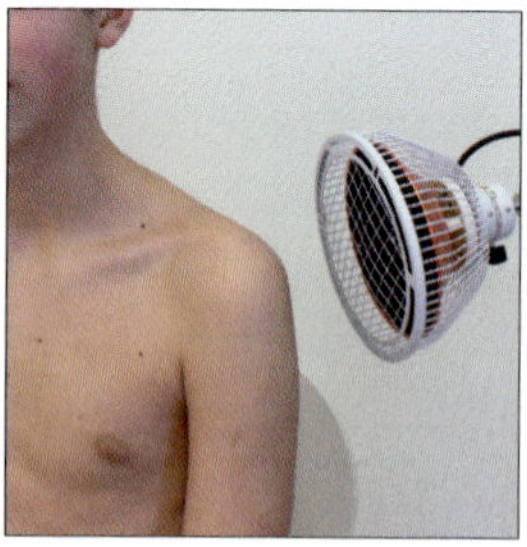

30 Minuten

Die Behandlung der betreffenden Stellen muss ohne Bekleidung erfolgen!

- **Steißnervschmerz**
- **Ischiasbeschwerden**
- **Wirbelsäulenschmerz**
- **Bandscheibenvorfall**

Steißnervschmerz/Ischiasbeschwerden:

Erst den Schmerzpunkt direkt 20 Minuten behandeln. Danach weiter mit der Behandlungszone …

9

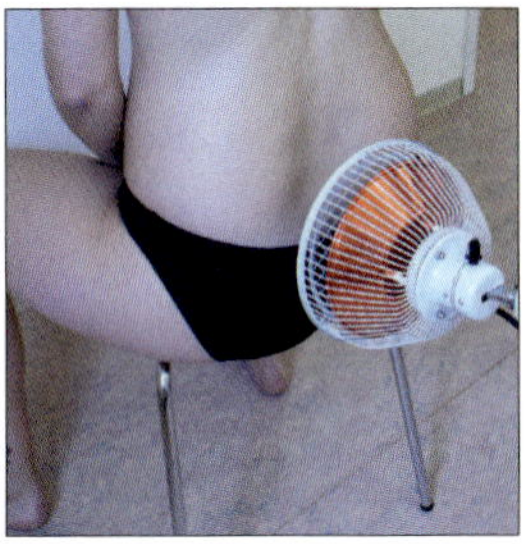

20 Minuten

16

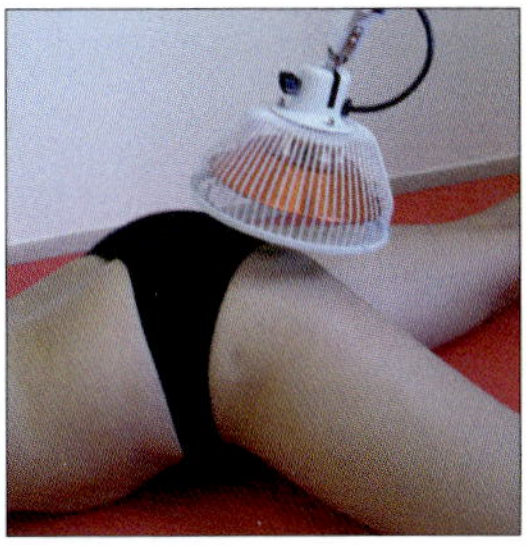

30 Minuten (schmerzende Seite)

10

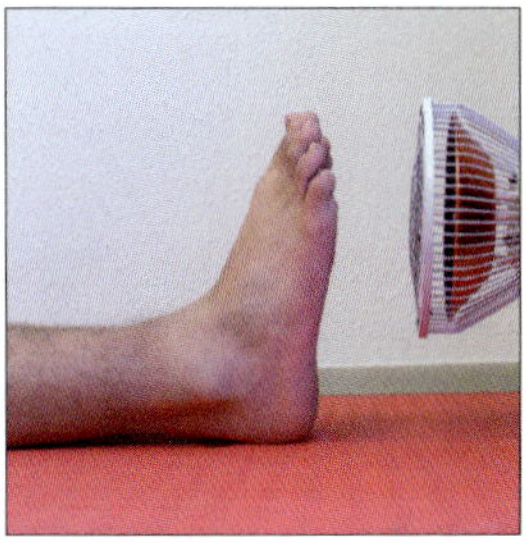

20 Minuten

Wirbelsäulenschmerz:

Erst den Schmerzpunkt direkt 30 Minuten behandeln. Danach weiter mit der Behandlungszone …

8

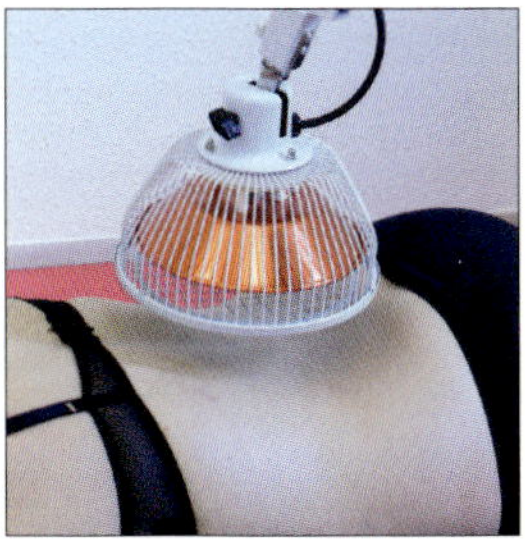

30 Minuten

9

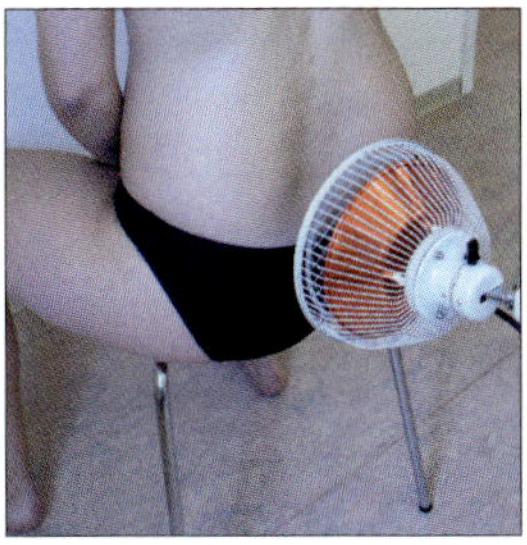

30 Minuten

Die Behandlung der betreffenden Stellen muss ohne Bekleidung erfolgen!

Bandscheibenvorfall:

Erst den Schmerzpunkt direkt 30 Minuten behandeln. Danach weiter mit der Behandlungszone …

9

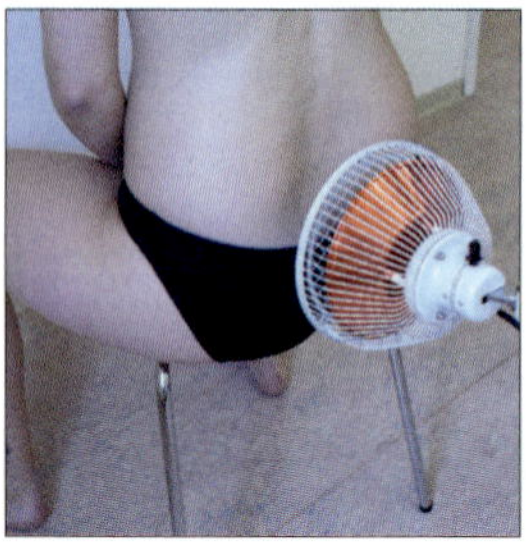

30 Minuten

16

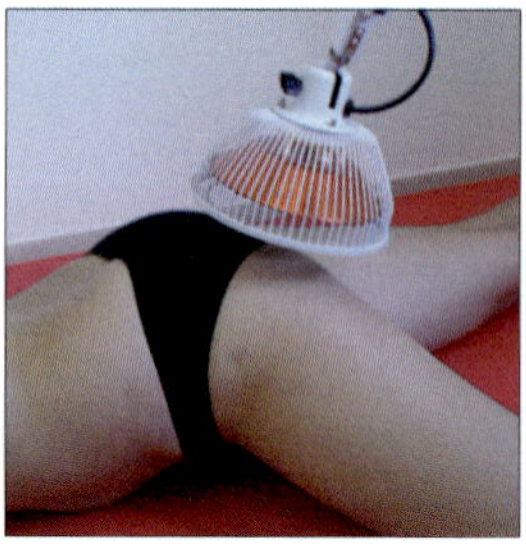

30 Minuten (schmerzende Seite)

Die Behandlung der betreffenden Stellen muss ohne Bekleidung erfolgen!

Interkostalnervenschmerz (Zwischenrippenschmerz)
Rippenprellung

Erst den Schmerzpunkt direkt 30 Minuten behandeln. Danach weiter mit der Behandlungszone …

6

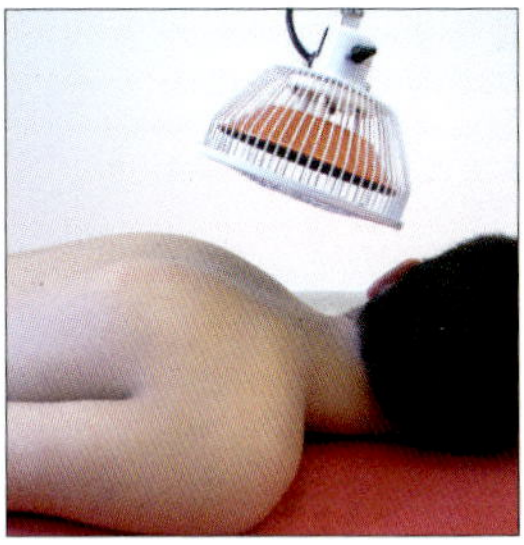

30 Minuten

15 links

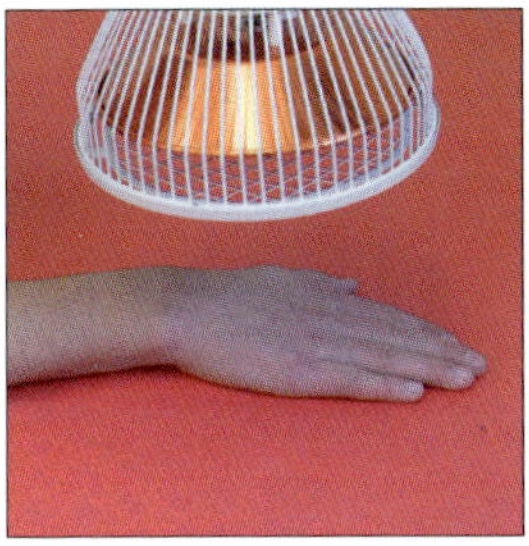

15 Minuten

15 rechts

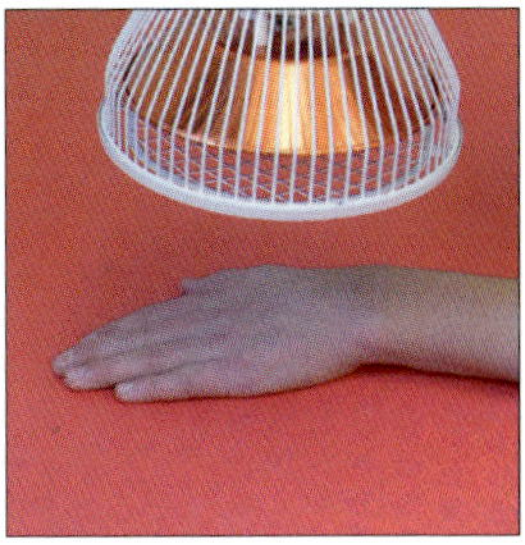

15 Minuten

Die Behandlung der betreffenden Stellen muss ohne Bekleidung erfolgen!

Zahnschmerz
Zahnfleischentzündung

Achtung: Bei Behandlung des Gesichtes bitte die Augen abdecken.

Zahnschmerz: Erst den Schmerzpunkt direkt 30 Minuten behandeln.
Danach weiter mit der Behandlungszone …

19

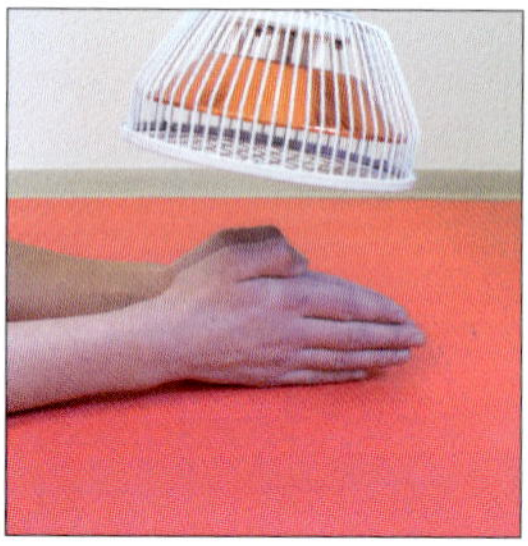

30 Minuten

Zahnfleischentzündung:
Erst den Schmerzpunkt direkt 20 Minuten behandeln. Danach weiter mit der Behandlungszone …

19

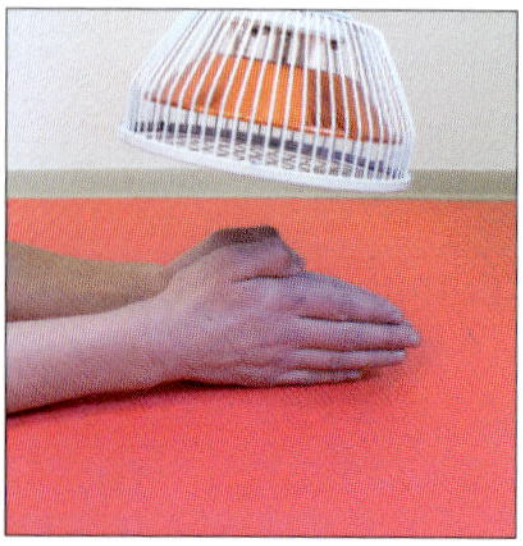

20 Minuten

6

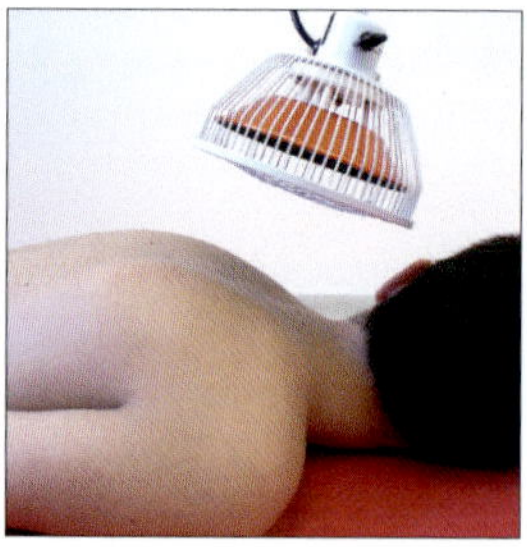

20 Minuten

8

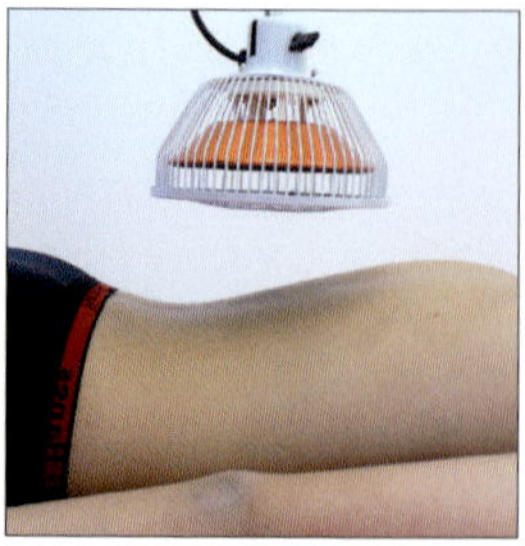

20 Minuten

Die Behandlung der betreffenden Stellen muss ohne Bekleidung erfolgen!

Ganglion (Überbein)

Am Knie: Den Schmerzpunkt direkt 30 Minuten behandeln. Dann weiter mit der Behandlungszone …

8

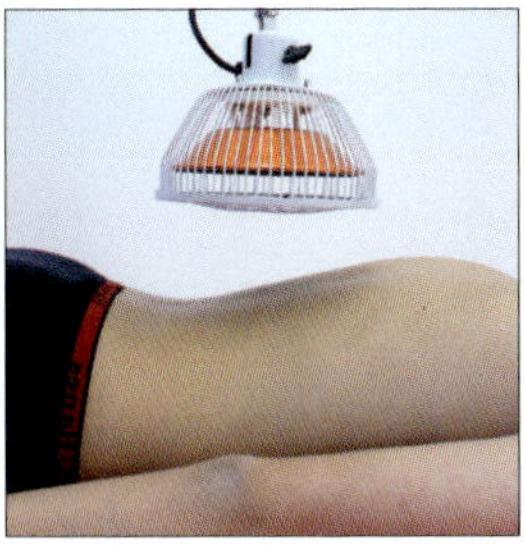

20 Minuten

17

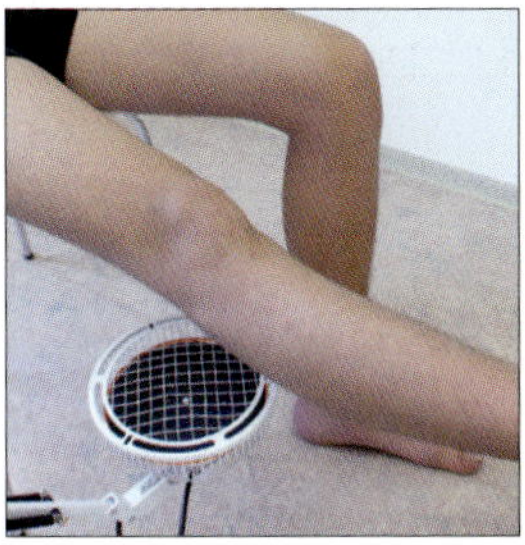

20 Minuten (am zu behandelnden Knie)

Am Handrücken: Den Schmerzpunkt direkt 30 Minuten behandeln.
Dann weiter mit der Behandlungszone …

8

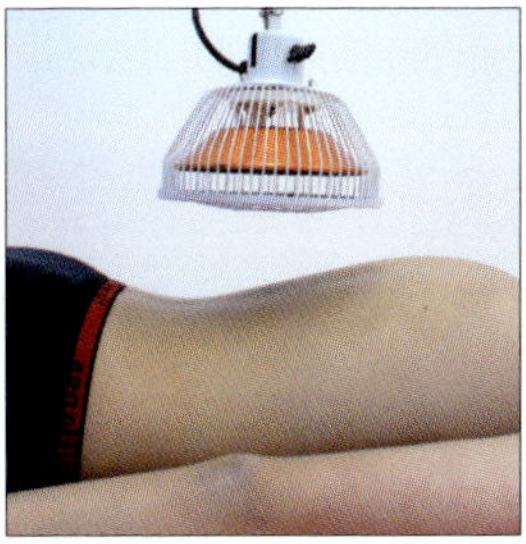

20 Minuten

Die Behandlung der betreffenden Stellen muss ohne Bekleidung erfolgen!

Wadenkrampf

Empfehlungen: Vor dem Schlafengehen behandeln, nicht überarbeiten, vermeiden Sie das Auskühlen der Körperteile.

18

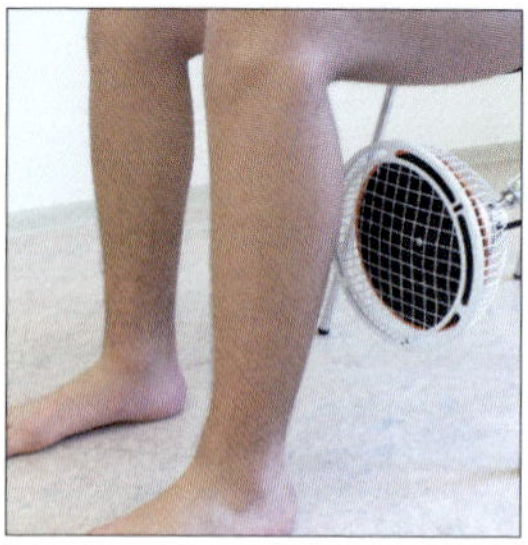

45 Minuten
(an der zu behandelnen Wade)

10

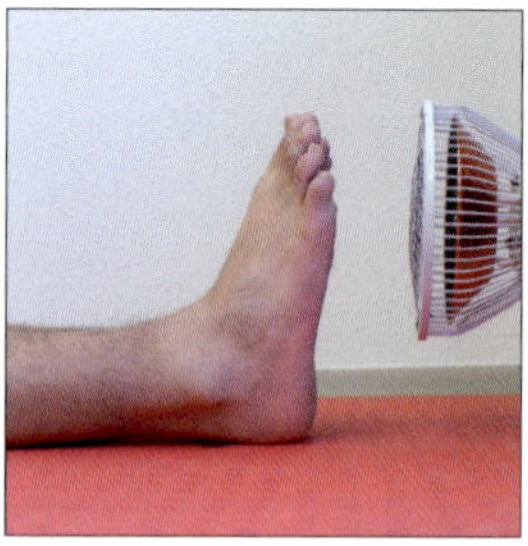

20 Minuten

Die Behandlung der betreffenden Stellen muss ohne Bekleidung erfolgen!

Rheumatismus

Empfehlungen: Basenreiche Kost, für eine allgemeine Entsäuerung des Körpers sorgen.

Im Oberkörper: Erst den/die Schmerzpunkt/e direkt insgesamt 30 Minuten behandeln.
Danach weiter mit der Behandlungszone ...

6

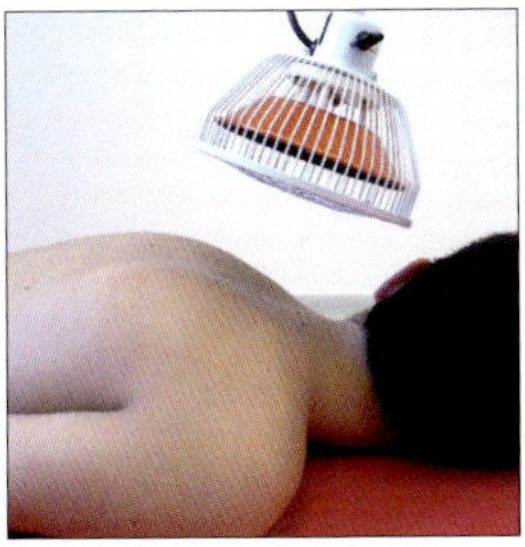

30 Minuten

5

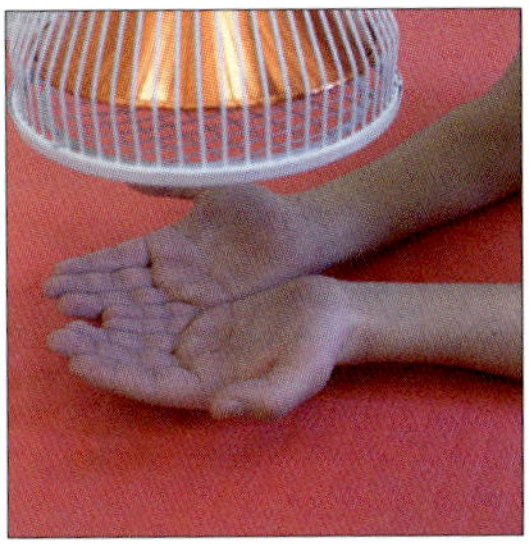

30 Minuten

Im Unterkörper: Erst den/die Schmerzpunkt/e direkt insgesamt 30 Minuten behandeln.
Danach weiter mit der Behandlungszone ...

9

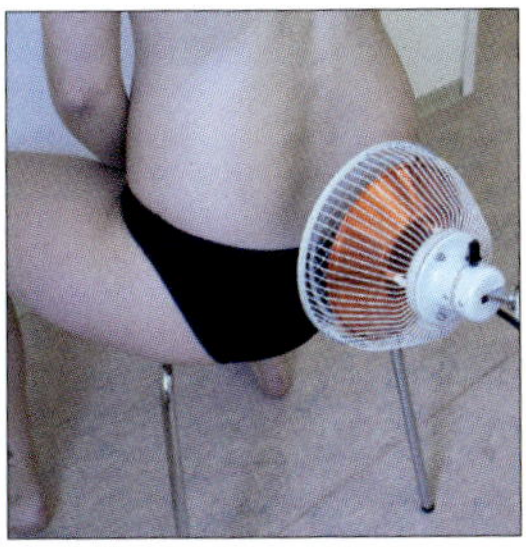

30 Minuten

10

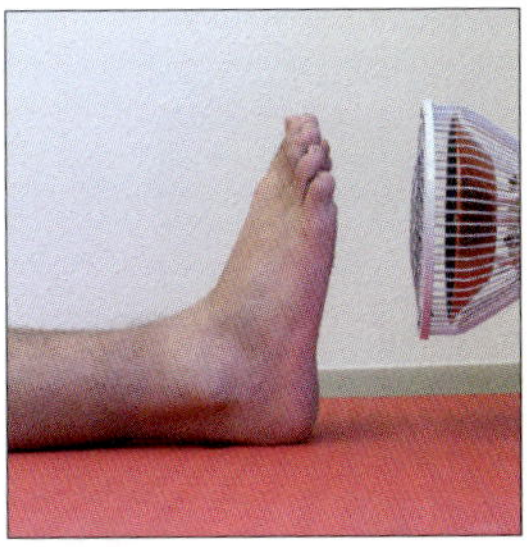

30 Minuten

Die Behandlung der betreffenden Stellen muss ohne Bekleidung erfolgen!

- **Hautprobleme, verursacht durch Nervosität**
- **Schuppenflechte**
- **Neurodermitis**
- **Ekzeme**
- **Herpes**
- **Gürtelrose**

Empfehlungen: Ist das Leiden auf der Haut verteilt, die betroffenen Stellen bei der Behandlung von Zeit zu Zeit leicht massieren. **Achtung:** Bei Behandlung des Gesichts bitte die Augen abdecken.

Erst die betroffene Stelle 30 Minuten direkt behandeln. Sind mehrere Stellen betroffen, gehen Sie schrittweise vor und bestrahlen jede Stelle 20 Minuten. Zusammen jedoch max. 60 Minuten.

6

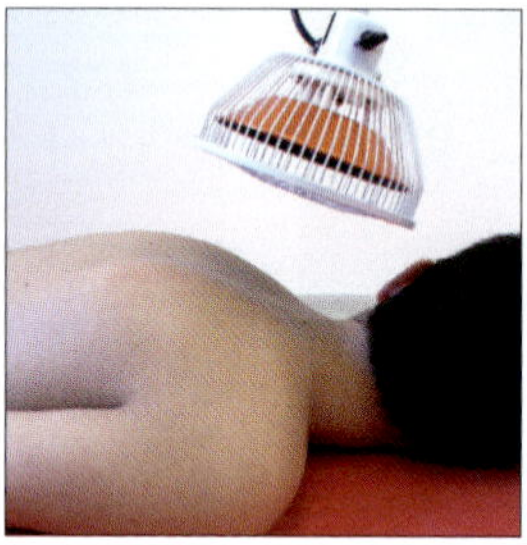

30 Minuten

Herpes im Gesicht:

direkt

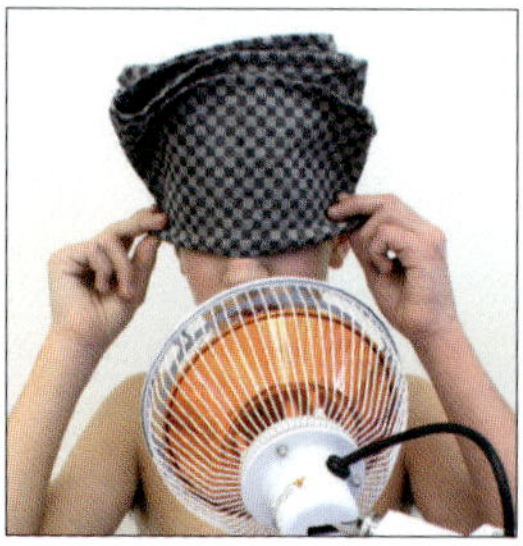

30 Minuten

6

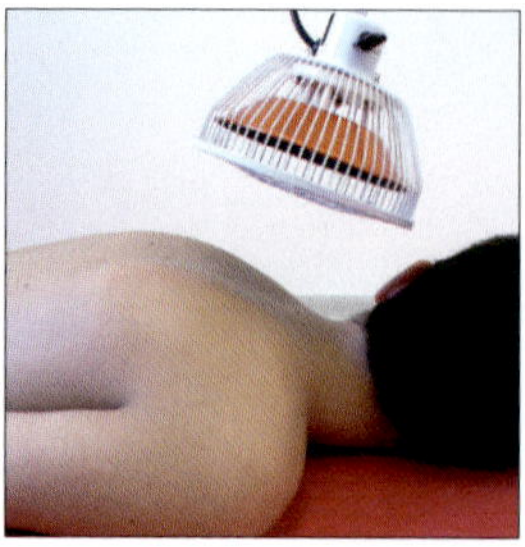

30 Minuten

Die Behandlung der betreffenden Stellen muss ohne Bekleidung erfolgen!

Herpes im Genitalbereich:

direkt

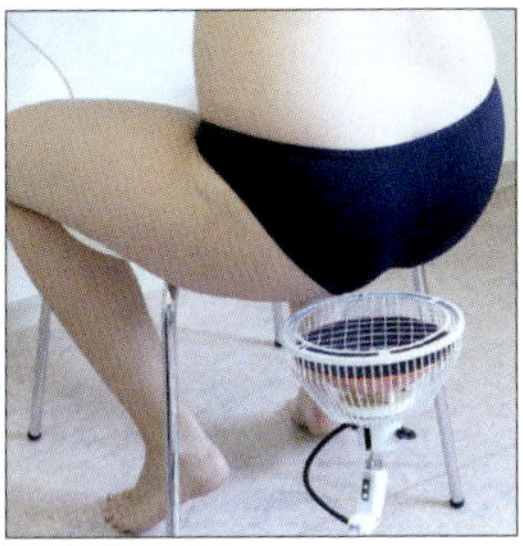

30 Minuten

9

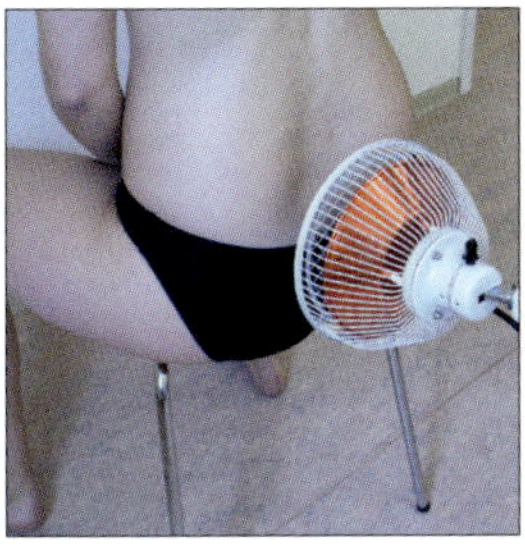

30 Minuten

Gürtelrose: 60 Minuten auf die betroffenen Hautstellen verteilen.
Dann weiter mit Behandlungszone ...

6

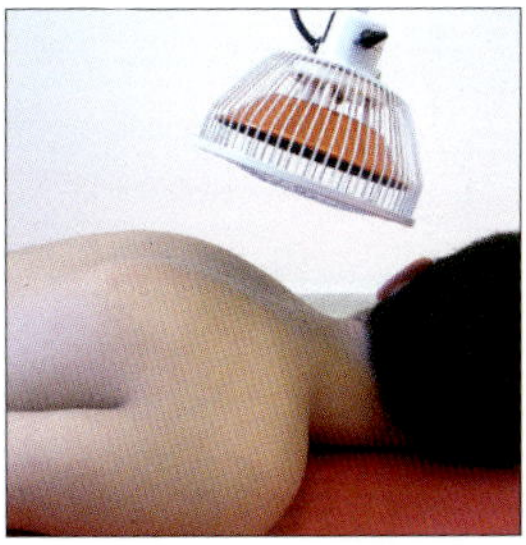

30 Minuten

Die Behandlung der betreffenden Stellen muss ohne Bekleidung erfolgen!

- **Sportverletzungen**
- **Tendinitis (Sehnenentzündung)**
- **Muskelverspannung**
- **Muskelzerrung**
- **Muskelkater**
- **Prellung**
- **Furunkel**
- **Verstauchung**
- **Knochenbruch**
- **Tennisarm**
- **Bänderzerrung**
- **Bänderriss**

Empfehlungen: Während der Behandlung die betroffene Stelle leicht massieren.
Achtung: Bei schweren Verstauchungen und Prellungen erst nach der akuten Phase mit der Behandlung beginnen.

Erst den Schmerzpunkt 30 Minuten direkt behandeln. Danach weiter mit der Behandlungszone …

8

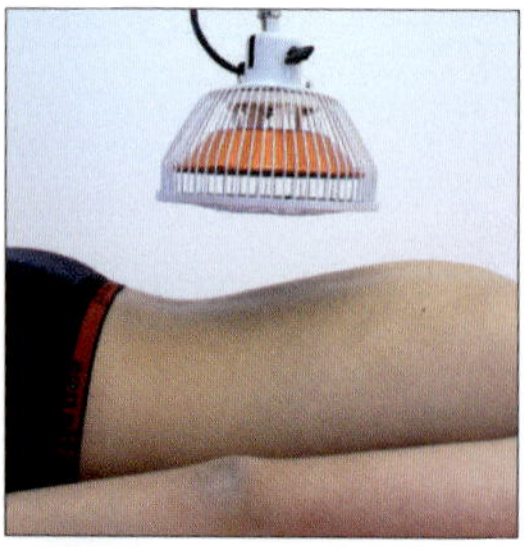

30 Minuten

Hervorzuheben ist besonders die erstaunliche Wirkung und Beschleunigung der Wundheilung nach Verletzungen, der Knochenheilung nach Brüchen und der raschen Schmerzfreiheit nach Verstauchungen, Muskelfaserrissen usw. Damit ist der Zi-Zhu Energiespender auch ein ideales Mittel zur raschen Wiederherstellung nach Sportverletzungen (50—70% schnellere Genesung als mit herkömmlichen Methoden).

Die Behandlung der betreffenden Stellen muss ohne Bekleidung erfolgen!

Furunkel

Behandlung: 1 bis 2 mal täglich

9

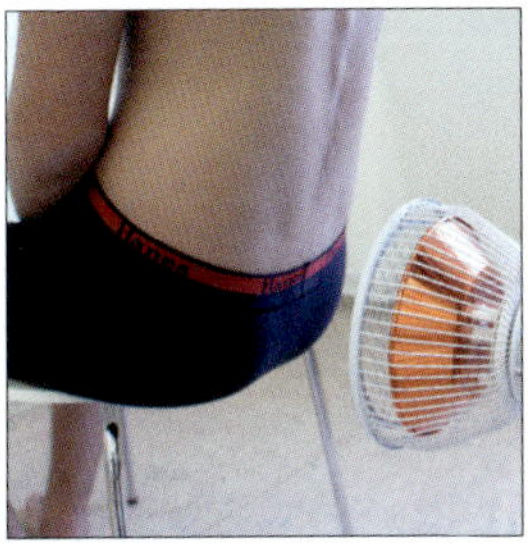

15 Minuten

Die Behandlung der betreffenden Stellen muss ohne Bekleidung erfolgen!

- **Verletzungsnarben**
- **Operationsnarben**
- **Erfrierungen**
- **Verbrennungen**

Achtung: Bei Verbrennungen erst nach der nässenden Phase (ca. 3 Tage) oder mit „Low"-Temperatur und nur 10—20 Minuten die betroffenen Stellen behandeln.

Am Oberkörper: Erst die betroffene/n Stelle/n direkt 20 Minuten behandeln.
Danach weiter mit der Behandlungszone …

6

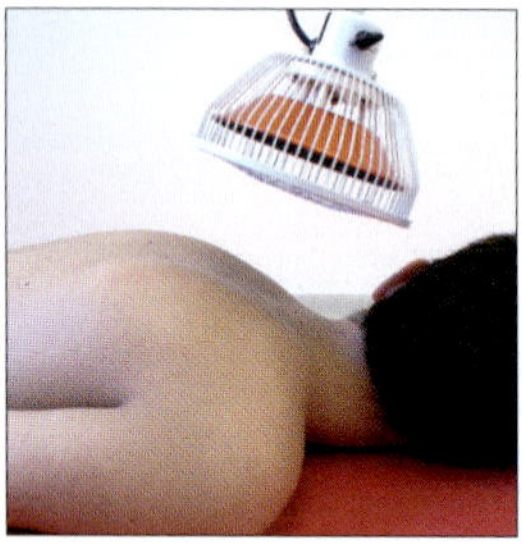

20 Minuten

8

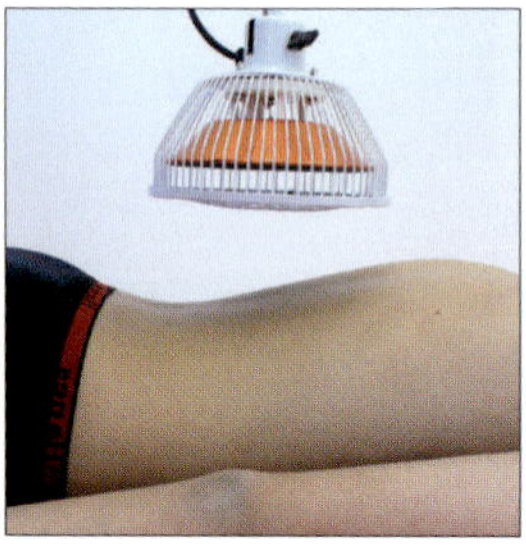

20 Minuten

5

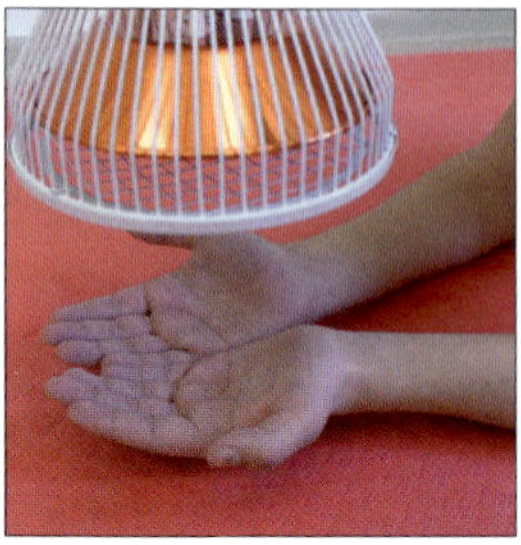

20 Minuten

Am Unterkörper: Erst die betroffene/n Stelle/n direkt 20 Minuten behandeln.
Danach weiter mit der Behandlungszone …

6

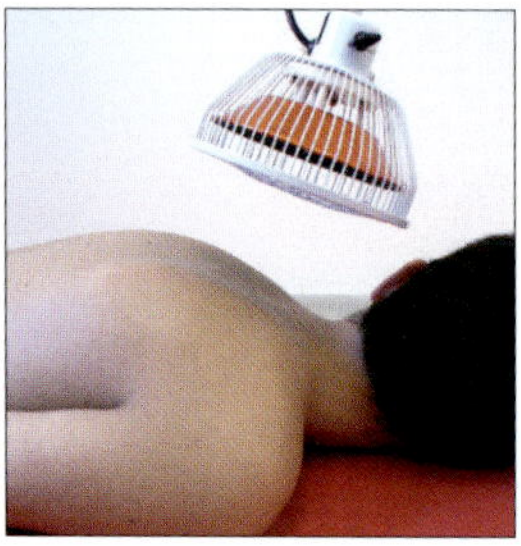

20 Minuten

8

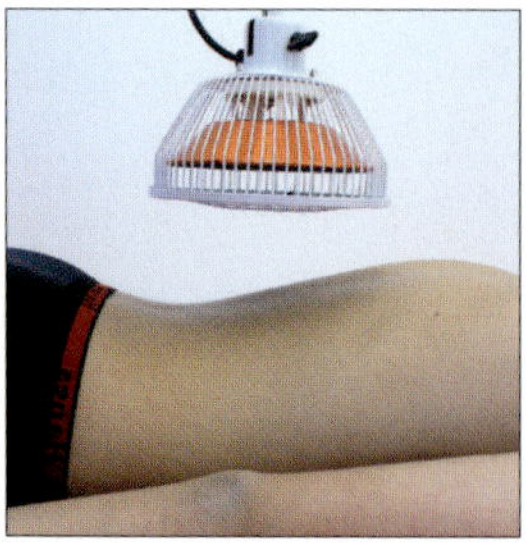

20 Minuten

10

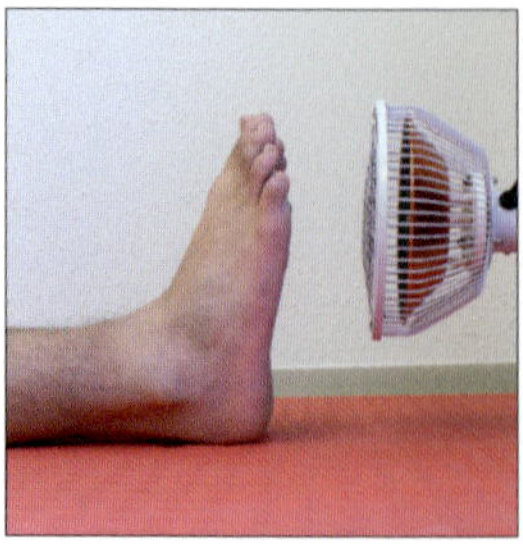

20 Minuten

Die Behandlung der betreffenden Stellen muss ohne Bekleidung erfolgen!

Ohrenprobleme:
- **Schwächung der Hörkraft**
- **Tinnitus (Ohrensausen)**
- **Mittelohrentzündung**
- **Gehörgangsentzündung**

Achtung: Bei der Behandlung soll das Auge an der Seite des behandelten Ohres mit einem Tuch abgedeckt werden.

Schwächung der Hörkraft und **Tinnitus** (Ohrensausen): Erst das betroffene Ohr direkt 20 Minuten behandeln. Danach weiter mit der Behandlungszone …

8

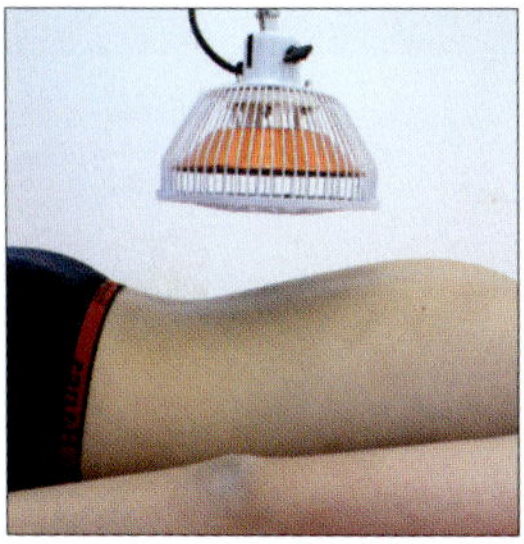

20 Minuten

11 rechts

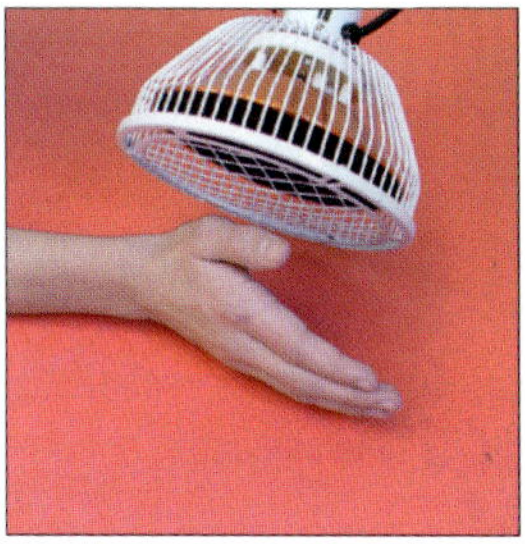

15 Minuten

11 links

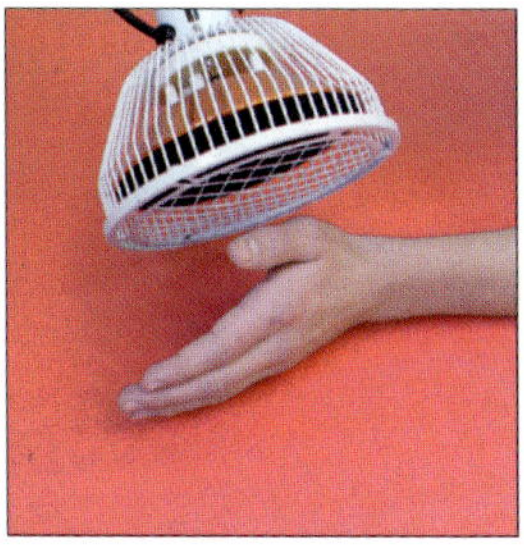

15 Minuten

23

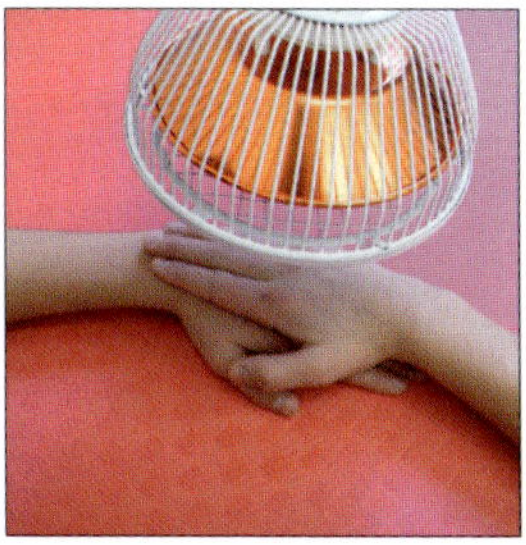

20 Minuten zusammen oder jeweils 10 Minuten

Die Behandlung der betreffenden Stellen muss ohne Bekleidung erfolgen!

Mittelohrentzündung: Erst das betroffene Ohr direkt 30 Minuten behandeln.
Danach weiter mit der Behandlungszone ...

direkt

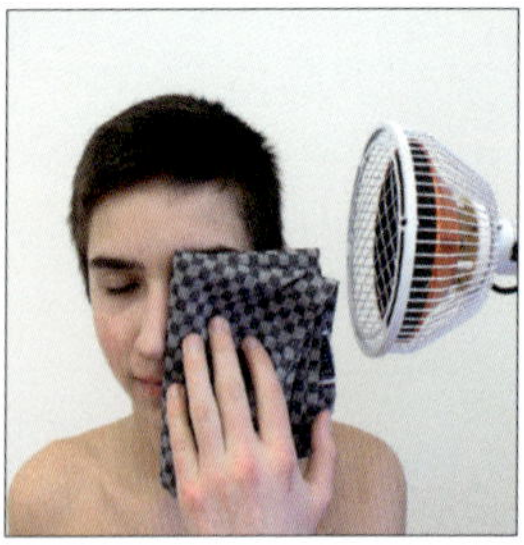

30 Minuten

6

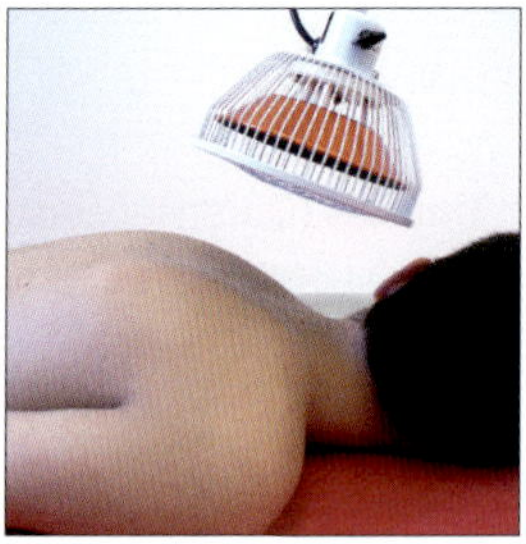

30 Minuten

8

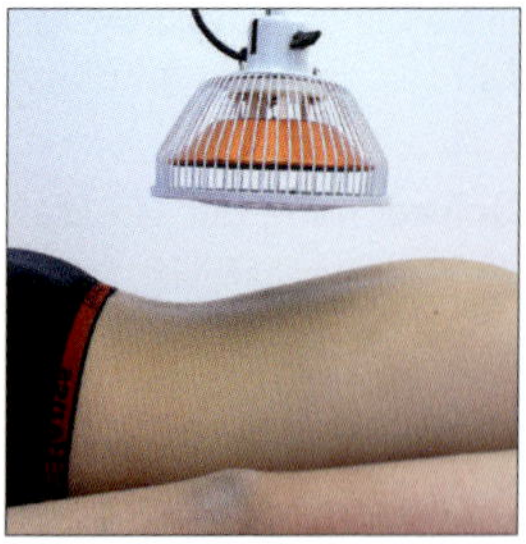

30 Minuten

Gehörgangsentzündung: Erst das betroffene Ohr direkt 20 Minuten behandeln.
Danach weiter mit der Behandlungszone ...

direkt

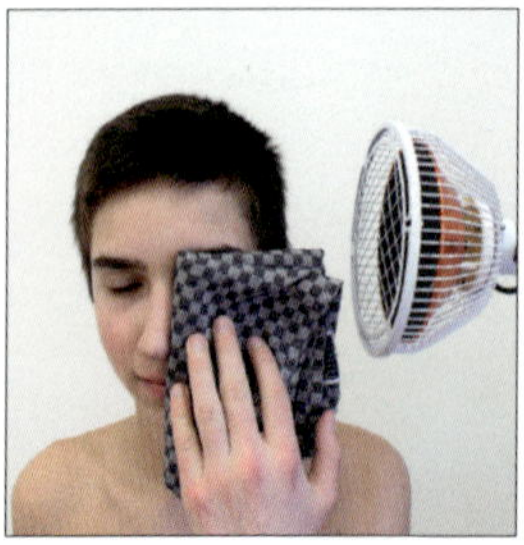

30 Minuten

8

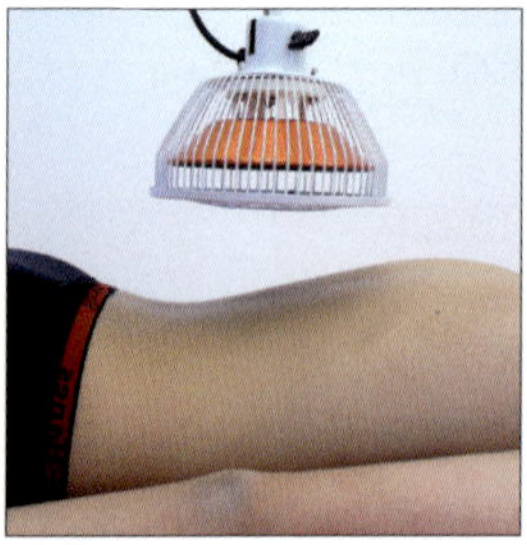

30 Minuten

23

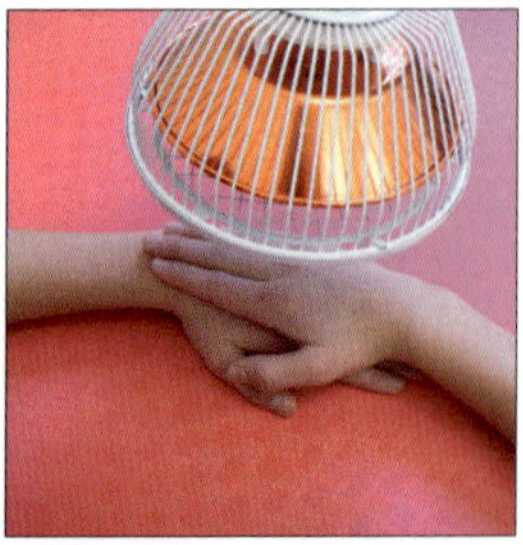

20 Minuten zusammen oder jeweils 15 Minuten

Achtung: Bei der Behandlung soll das Auge an der Seite des behandelten Ohres mit einem Tuch abgedeckt werden.

Die Behandlung der betreffenden Stellen muss ohne Bekleidung erfolgen – aber die Augen abdecken!

Phlebitis (Venenentzündung)
Krampfaderentzündung
Unterschenkel ulcera (offenes Bein bei Venenleiden)

Achtung: Die Stellen dürfen nicht massiert und in der akuten Phase nicht behandelt werden.

Den/die Schmerzpunkt/e 30 Minuten direkt behandeln. Danach weiter mit der Behandlungszone …

2

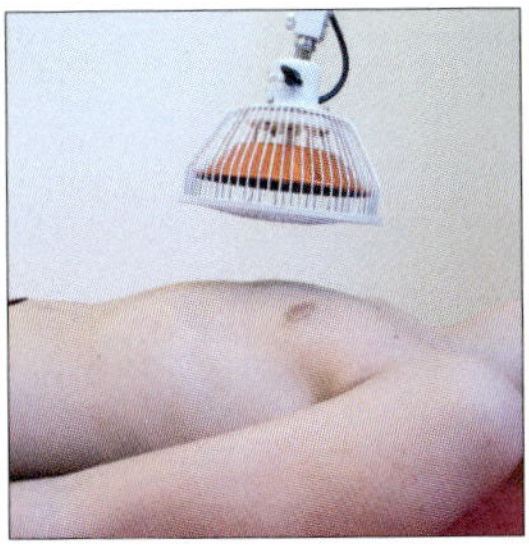

30 Minuten

Unterschenkel ulcera (offenes Bein bei Venenleiden):

Erst den/die Schmerzpunkt/e 30 Minuten direkt behandeln. Danach weiter mit der Behandlungszone …

2

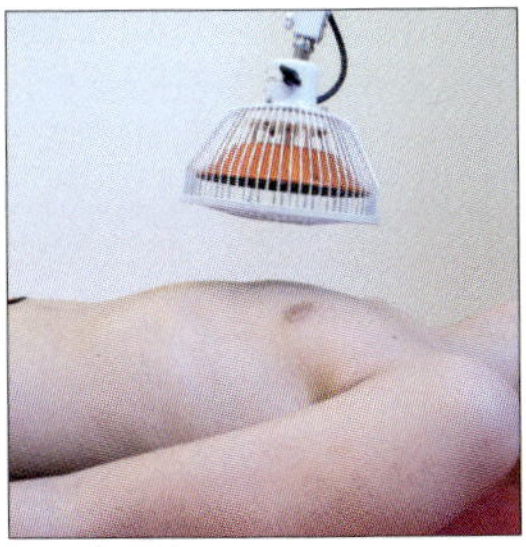

30 Minuten

6

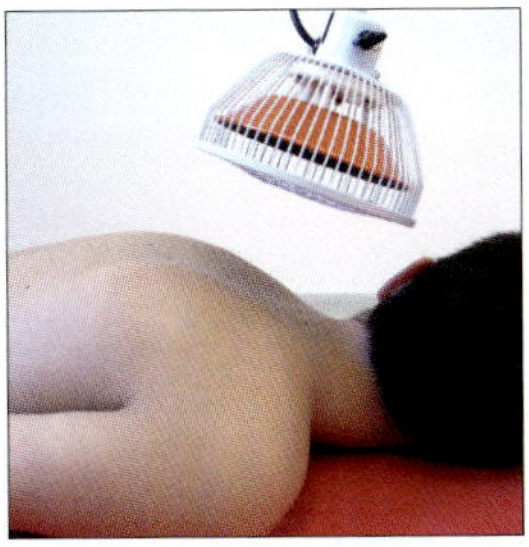

30 Minuten

Die Behandlung der betreffenden Stellen muss ohne Bekleidung erfolgen!

Dekubitus (offene Wunden vom langen Liegen)

Empfehlungen: Die wunden Stellen trocken halten und vor Druck schützen.

Erst 30 Minuten auf die betroffenen Hautstellen verteilen.
Danach weiter mit der Behandlungszone …

8

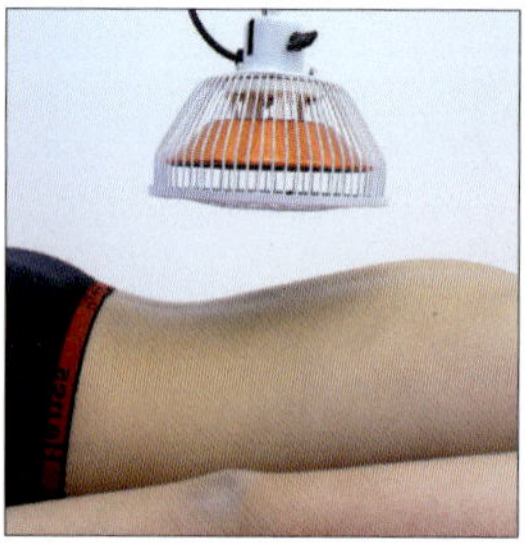

30 Minuten

6

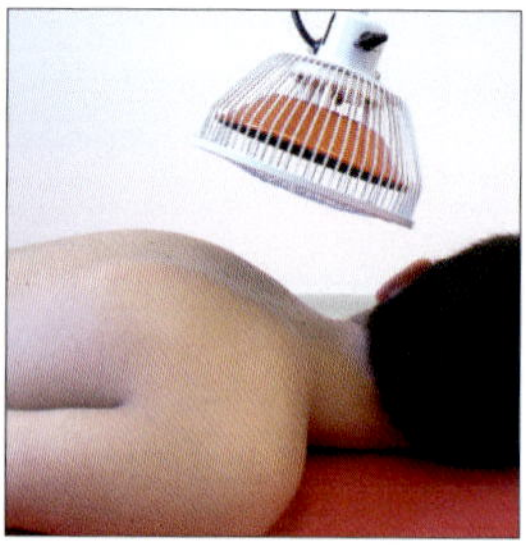

30 Minuten

Die Behandlung der betreffenden Stellen muss ohne Bekleidung erfolgen!

- **Menstruationsschmerz**
- **zu lang andauernde Regelblutung**
- **zu starke Regelblutung**
- **zu schwache Regelblutung**
- **unregelmäßige Regelblutung**
- **Blasenentzündung**
- **Entzündung der Genitalien**

Achtung: Verordnete Medikamente zunächst weiter einnehmen.

Erst die betroffene Stelle 20 Minuten direkt behandeln. Danach weiter mit der Behandlungszone …

3

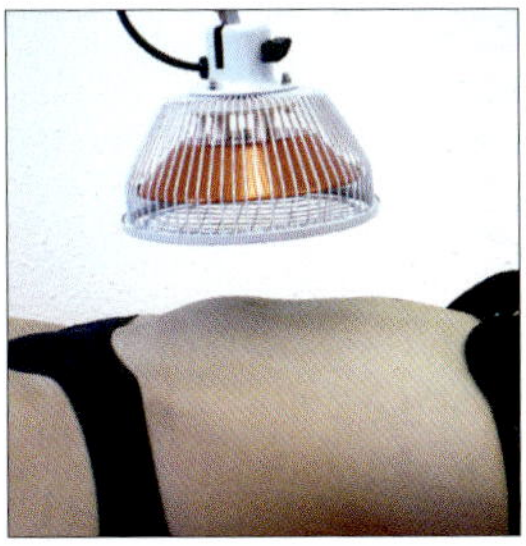

20 Minuten

4

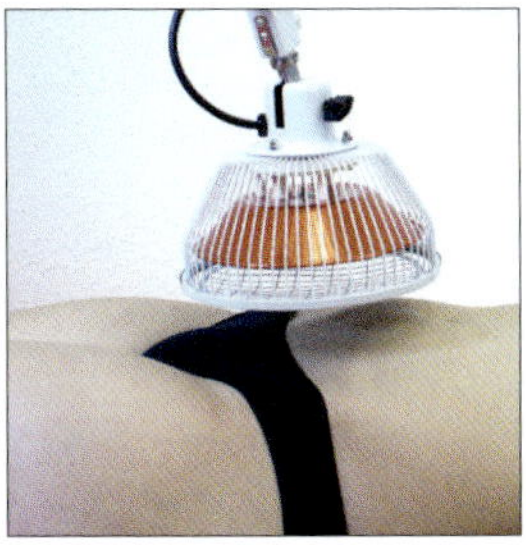

15 Minuten

9

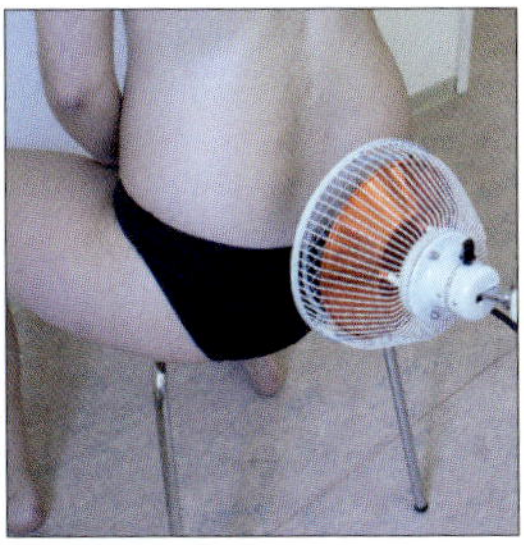

15 Minuten

8

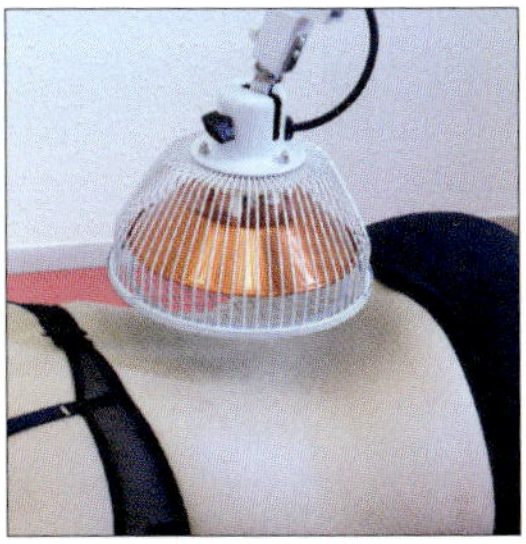

20 Minuten

Die Behandlung der betreffenden Stellen muss ohne Bekleidung erfolgen!

Mit Kopfschmerzen:

6

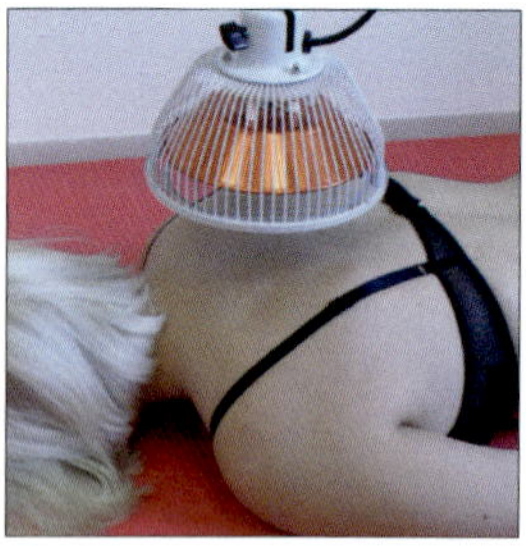

30 Minuten

3

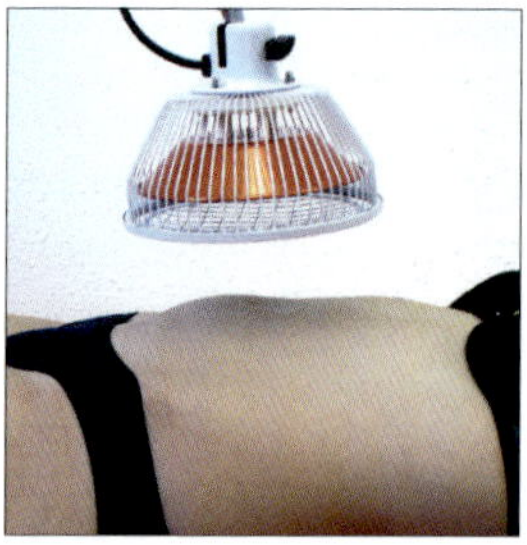

30 Minuten

8

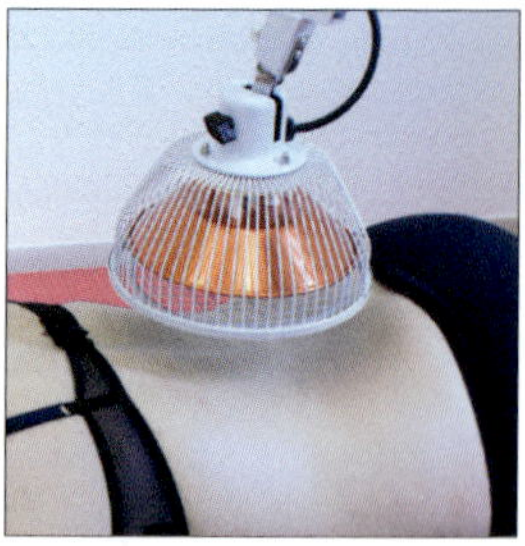

30 Minuten

Mit Brustschmerzen:

Erst die betroffene Stelle 30 Minuten direkt behandeln. Danach weiter mit der Behandlungszone …

3

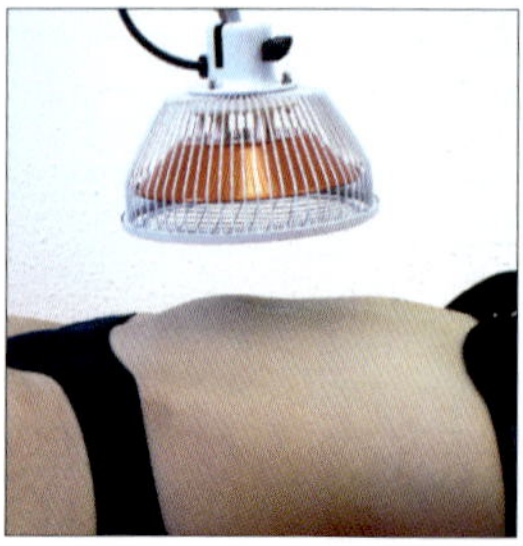

30 Minuten

12 rechts

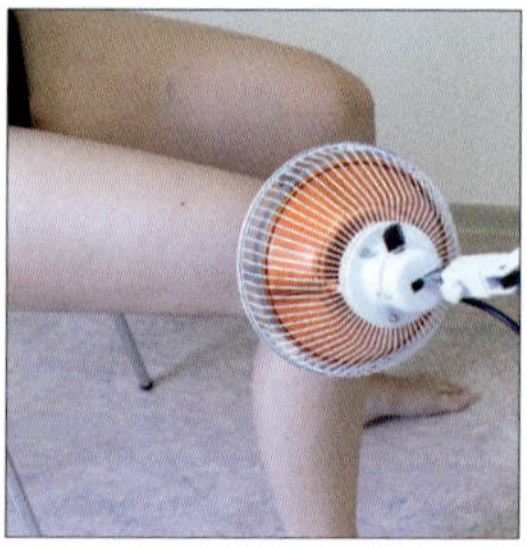

20 Minuten

12 links

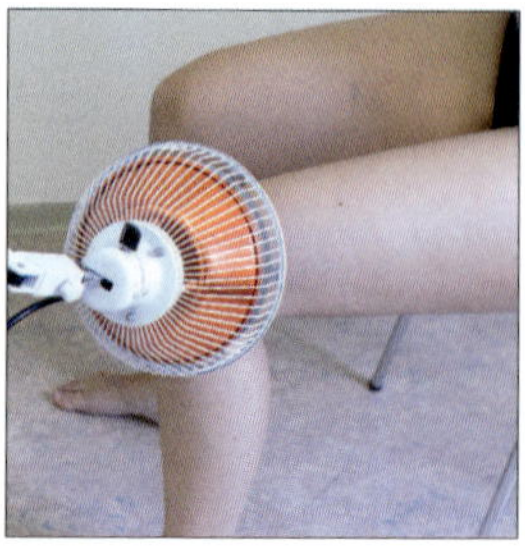

20 Minuten

Die Behandlung der betreffenden Stellen muss ohne Bekleidung erfolgen!

Entzündung der Genitalien: Erst die betroffene Stelle 20 Minuten direkt behandeln. Danach weiter mit der Behandlungszone ...

3

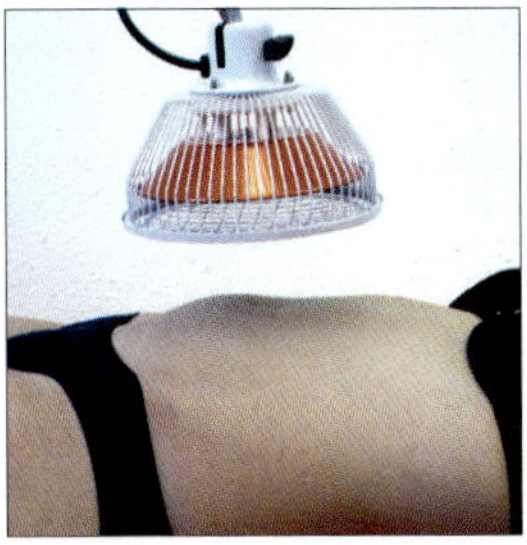

20 Minuten

4

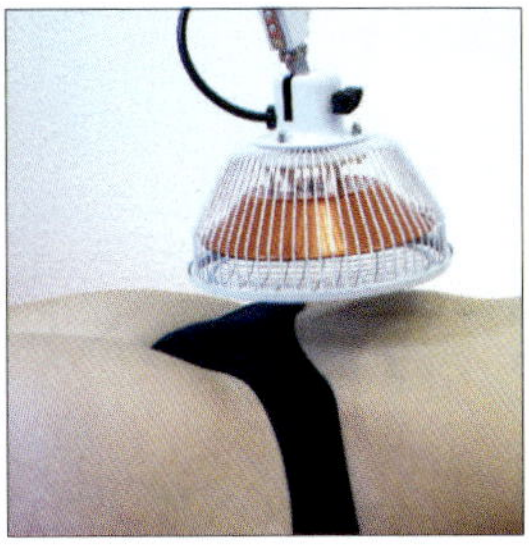

15 Minuten

9

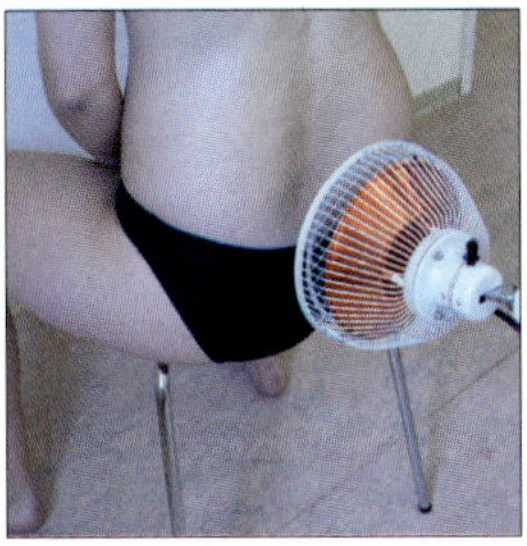

15 Minuten

8

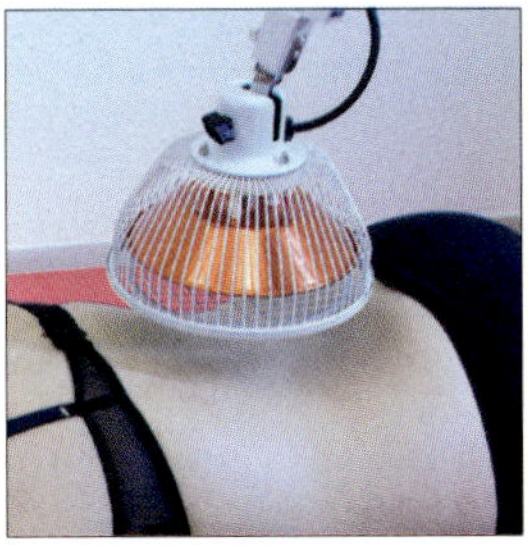

20 Minuten

Die Behandlung der betreffenden Stellen muss ohne Bekleidung erfolgen!

Männerbeschwerden:

- **Schwinden der Lust**
- **Impotenz**
- **Vorzeitiger Samenerguss**
- **Prostata**

Schwinden der Lust:

7

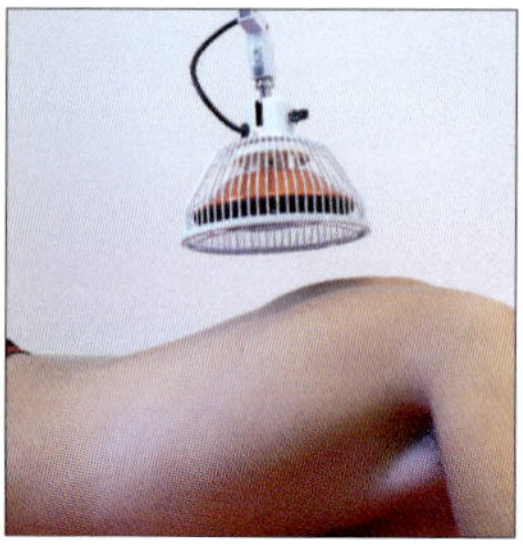

30 Minuten

8

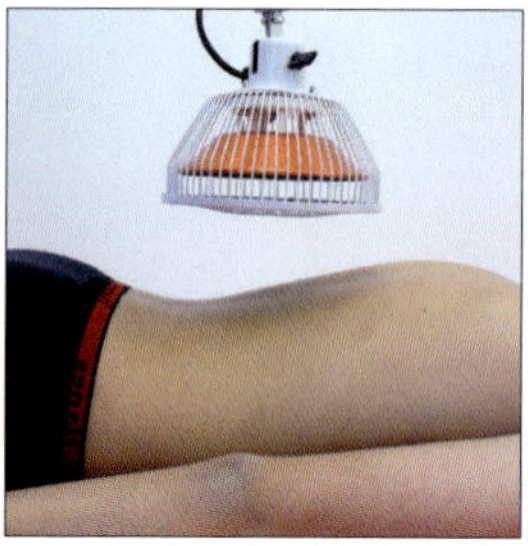

30 Minuten

4

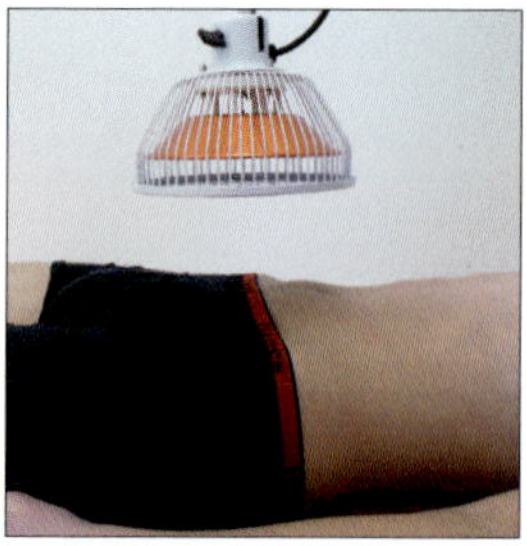

30 Minuten

Impotenz:

4

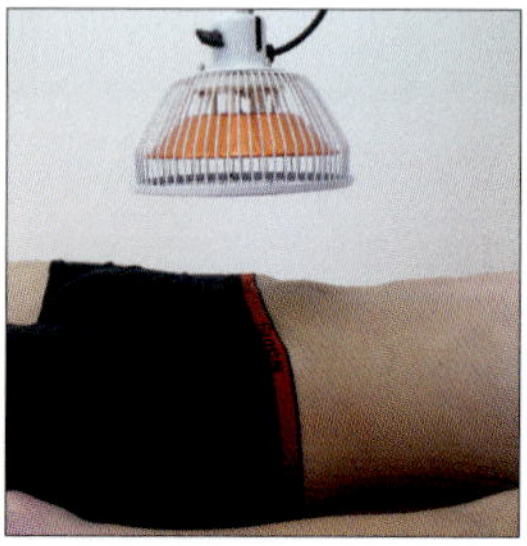

20 Minuten

8

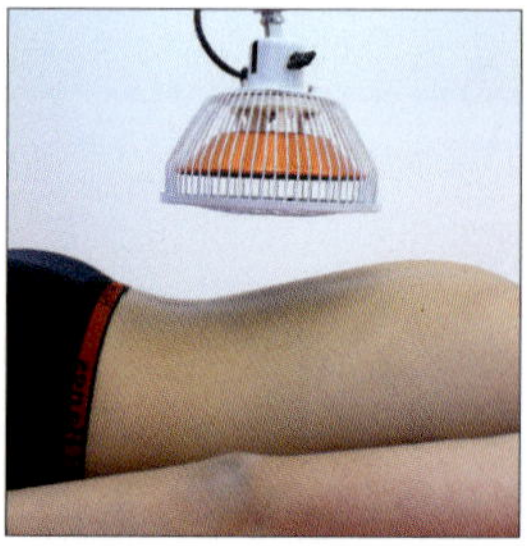

20 Minuten

Die Behandlung der betreffenden Stellen muss ohne Bekleidung erfolgen!

21 links

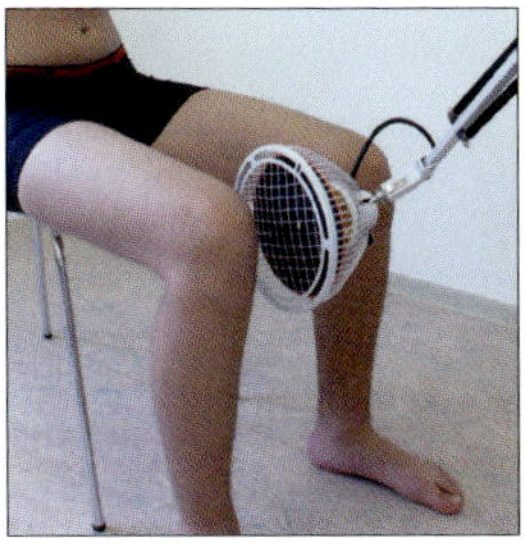

20 Minuten

21 rechts

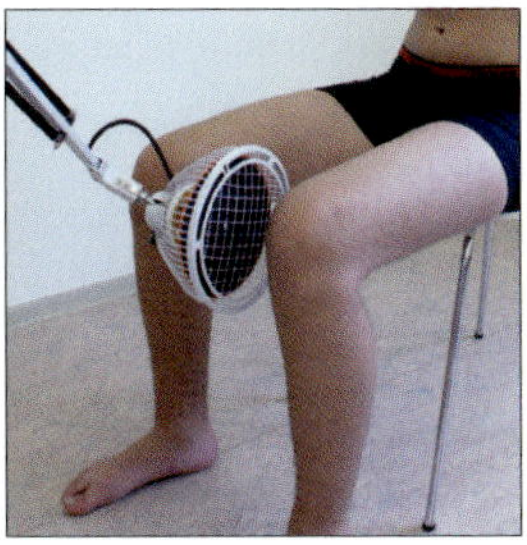

20 Minuten

Vorzeitiger Samenerguss:

4

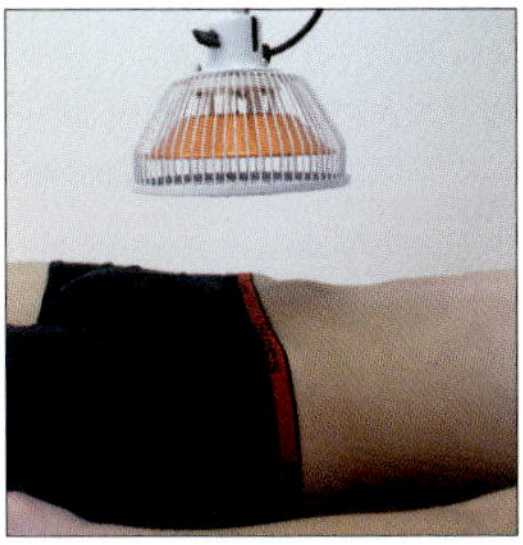

20 Minuten

9

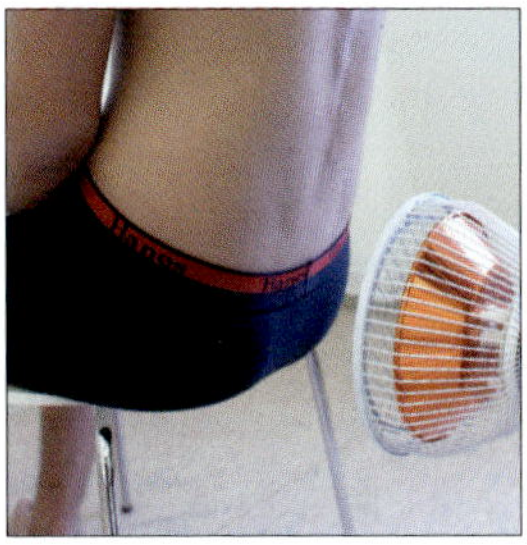

20 Minuten

22 links

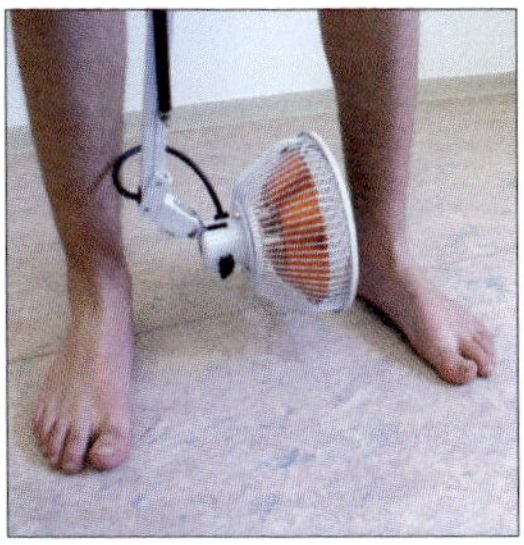

20 Minuten

22 rechts

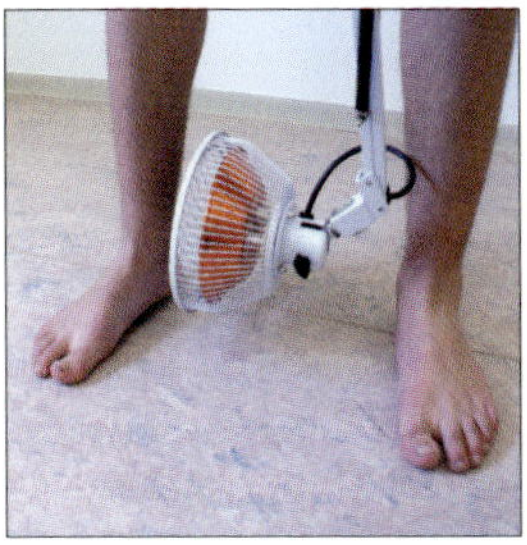

20 Minuten

Prostata: Erst die betroffene Stelle 10 Minuten direkt behandeln.
Danach weiter mit der Behandlungszone ...

3

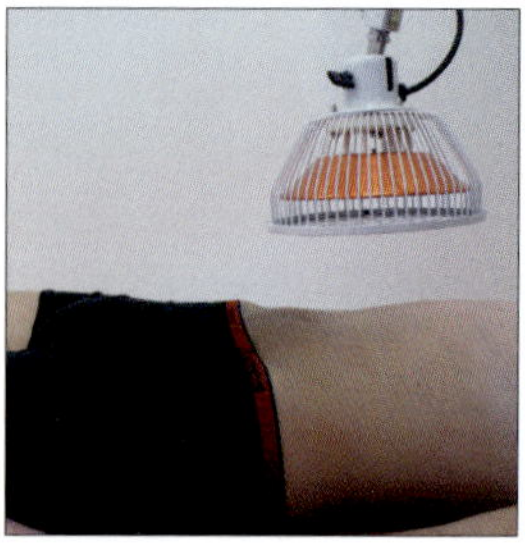

20 Minuten

8

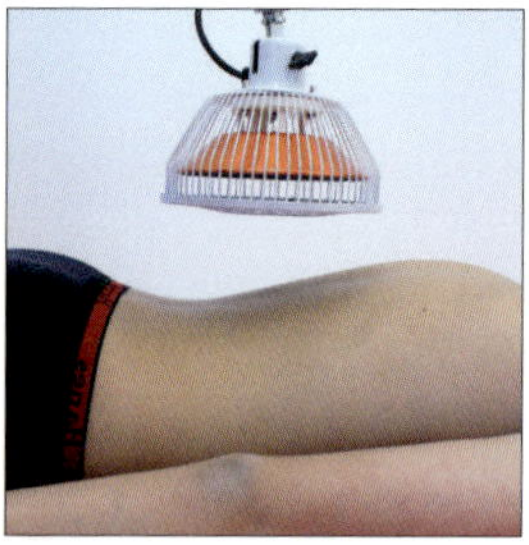

20 Minuten

4

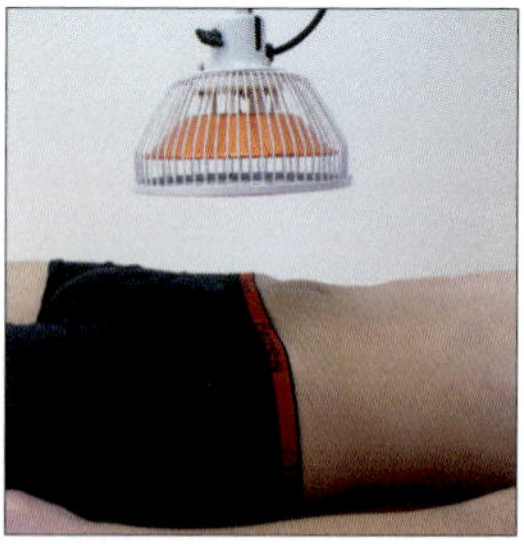

20 Minuten

9

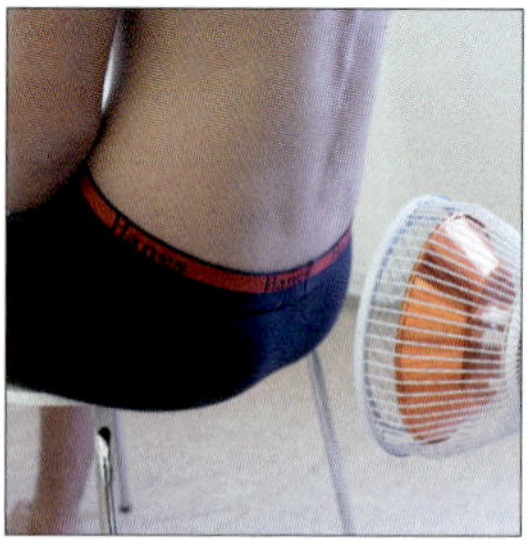

20 Minuten

Die Behandlung der betreffenden Stellen muss ohne Bekleidung erfolgen!

- **Husten**
- **Heuschnupfen**
- **Hautallergien**
- **Darmprobleme bei Allergien**

Husten:

1

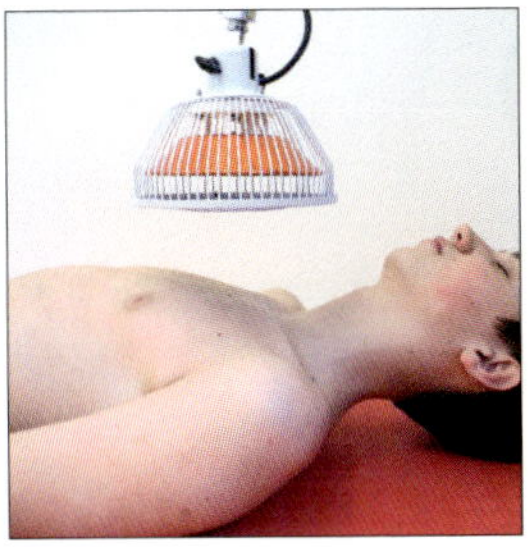

20 Minuten

2

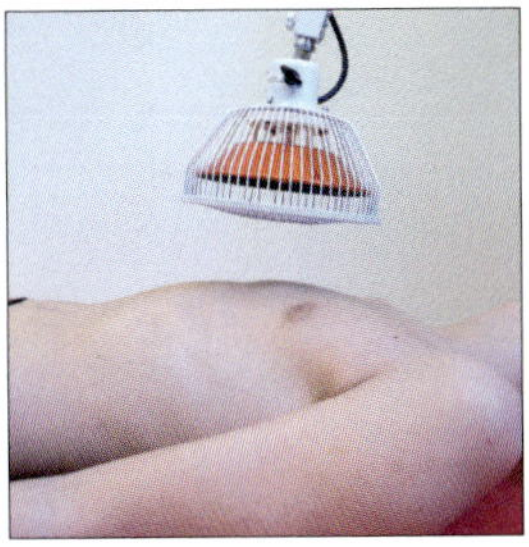

20 Minuten

6

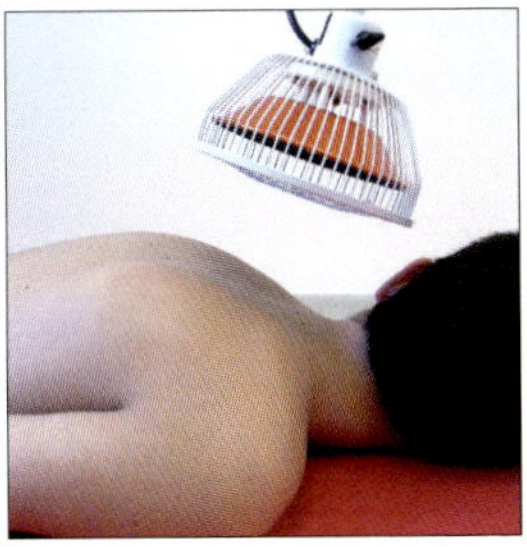

20 Minuten

7

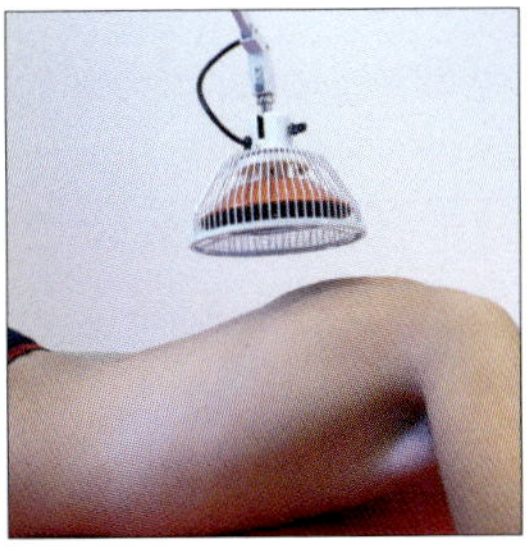

20 Minuten

Die Behandlung der betreffenden Stellen muss ohne Bekleidung erfolgen!

Heuschnupfen:

6

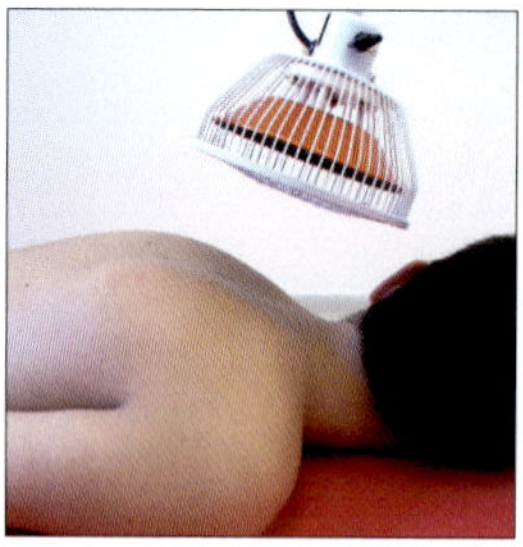

30 Minuten

13

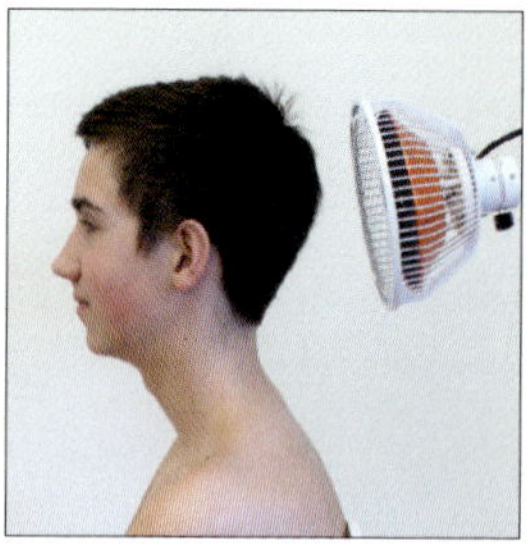

30 Minuten

19

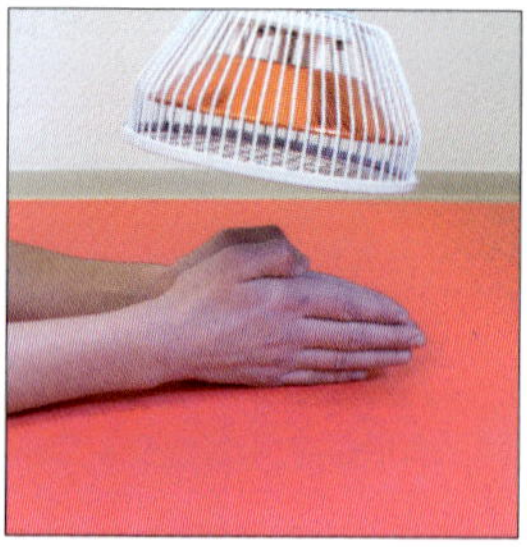

30 Minuten

Hautallergien: Erst 30 Minuten auf die betroffene/n Stelle/n verteilen.
Danach weiter mit der Behandlungszone …

6

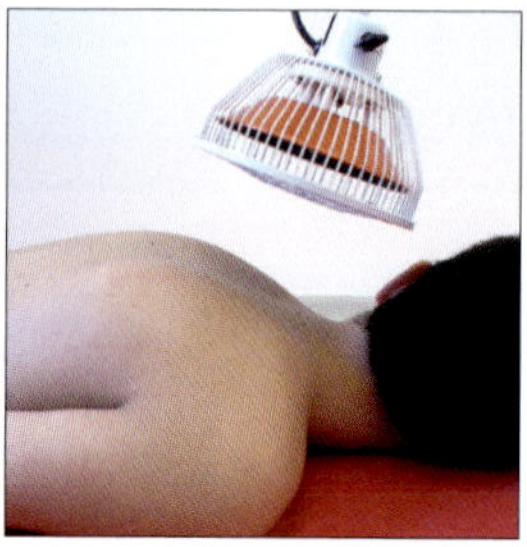

30 Minuten

Die Behandlung der betreffenden Stellen muss ohne Bekleidung erfolgen!

Darmprobleme bei Allergien:

8

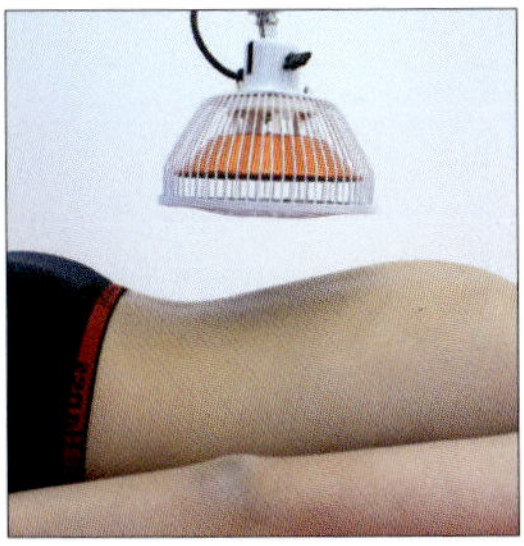

20 Minuten

3

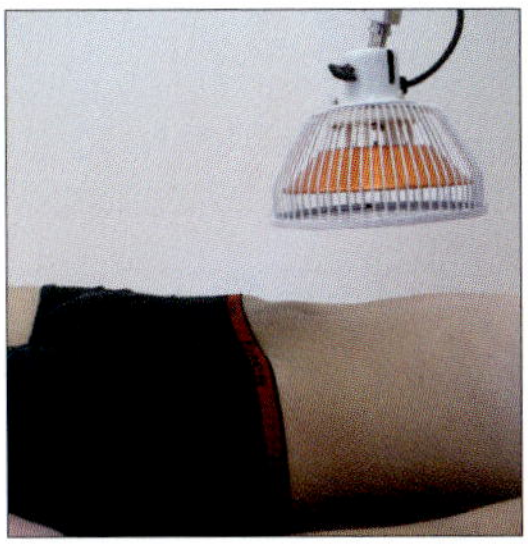

20 Minuten

12 rechts

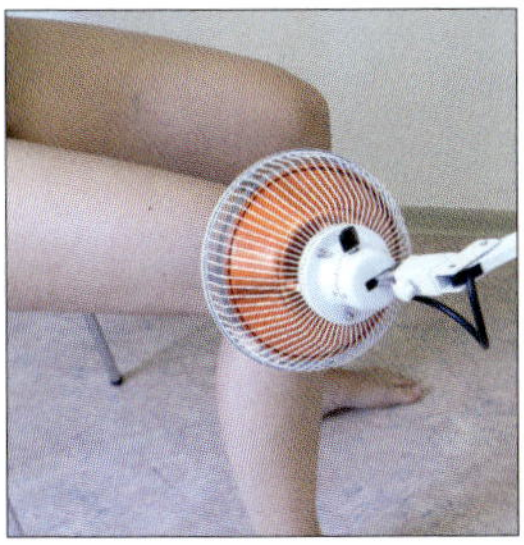

15 Minuten

12 links

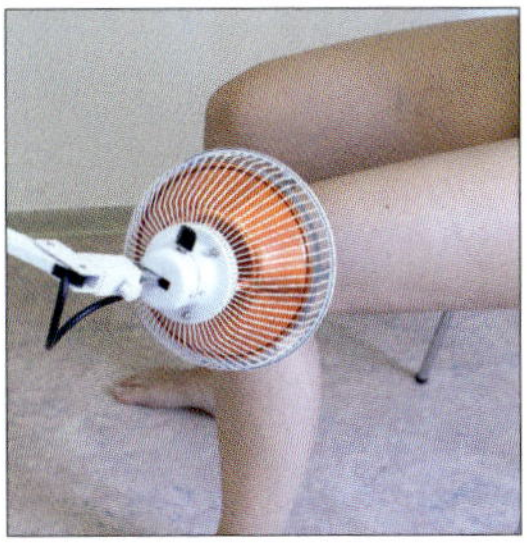

15 Minuten

Die Behandlung der betreffenden Stellen muss ohne Bekleidung erfolgen!

- Bauchbeschwerden
- Kraftlosigkeit
- Hitzewallungen
- Hüftverspannung, Rückenverspannung, Kreuzschmerz, Lendenwirbelbeschwerden
- Schwindel und Mattigkeit

Bauchbeschwerden:

3

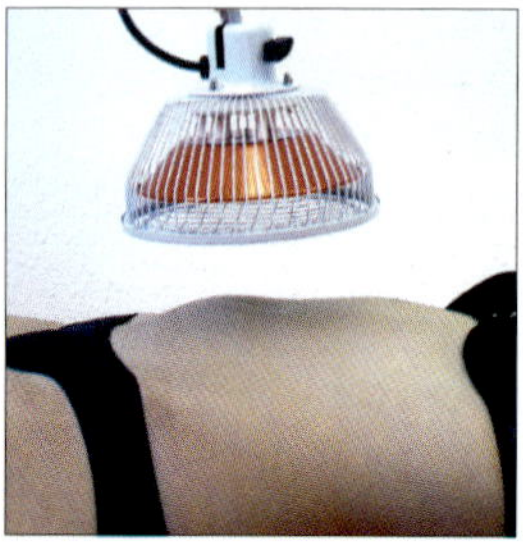

30 Minuten

4

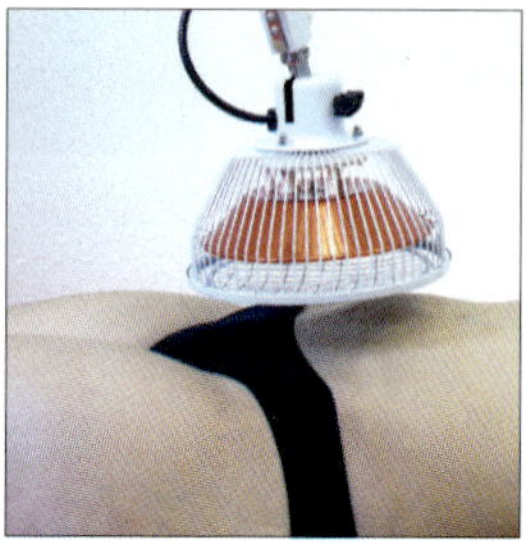

30 Minuten

9

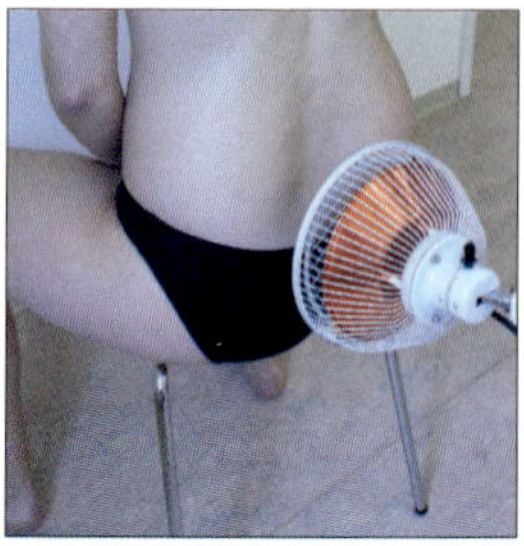

30 Minuten

Die Behandlung der betreffenden Stellen muss ohne Bekleidung erfolgen!

Kraftlosigkeit und Hitzewallungen:

2

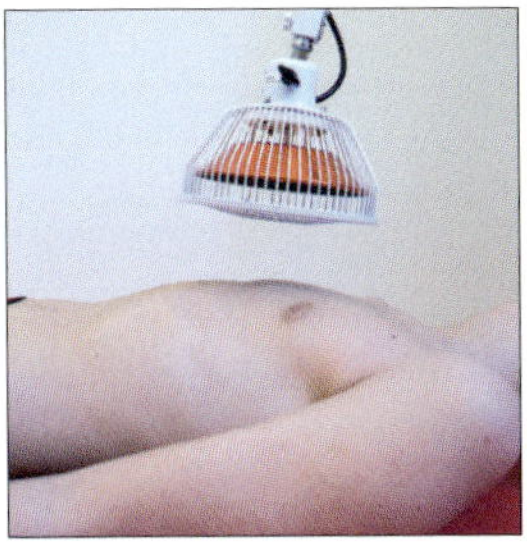

20 Minuten

6

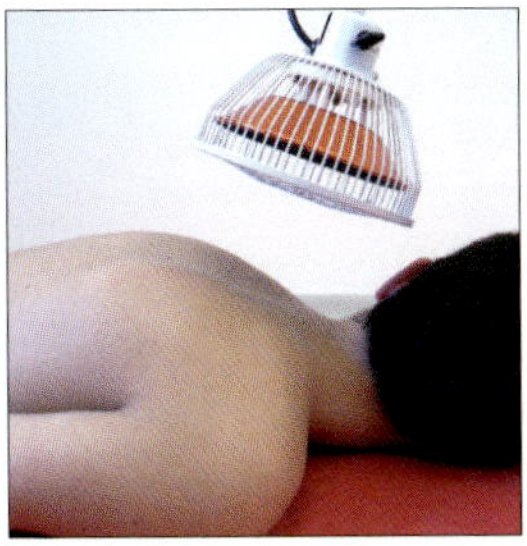

20 Minuten

7

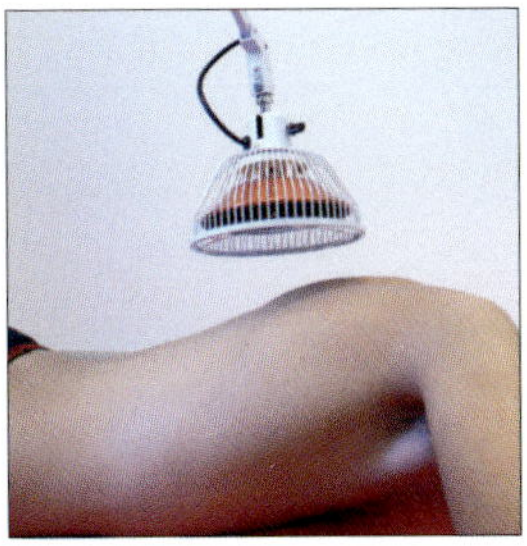

30 Minuten

10

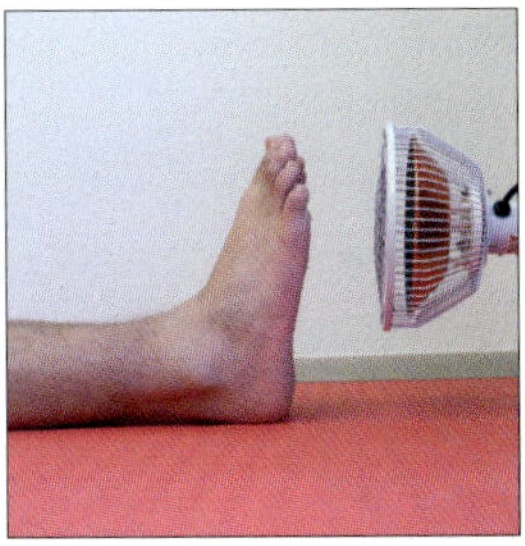

30 Minuten

Die Behandlung der betreffenden Stellen muss ohne Bekleidung erfolgen!

Hüft- und Rückenverspannung, Kreuzschmerz, Lendenwirbelbeschwerden:

3

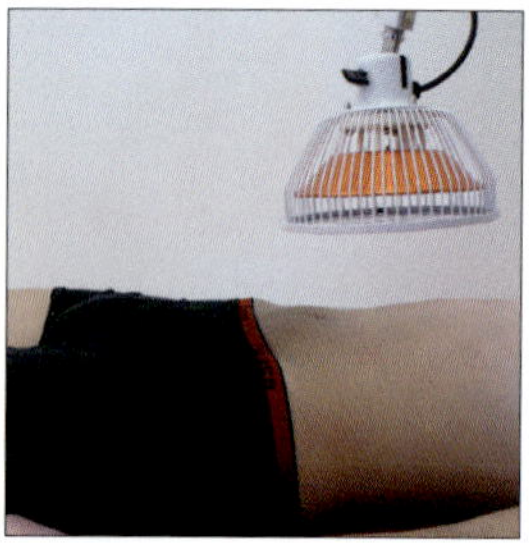

20 Minuten

8

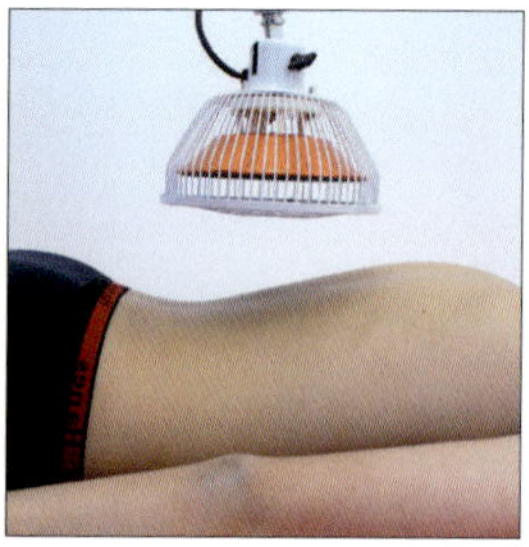

20 Minuten

9

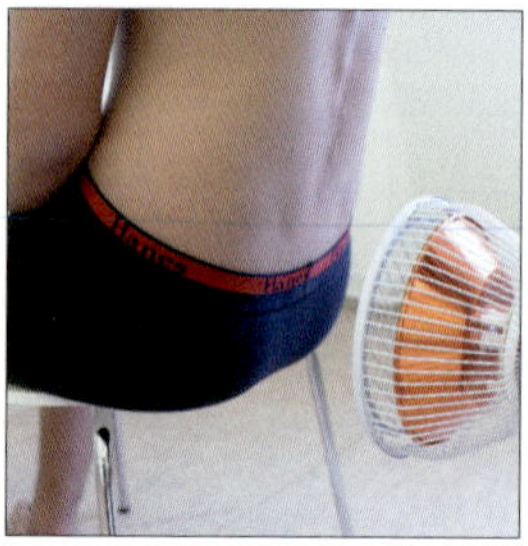

20 Minuten

5

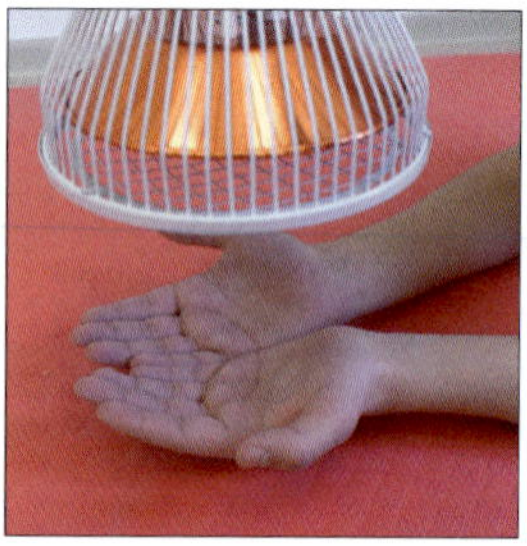

20 Minuten

Die Behandlung der betreffenden Stellen muss ohne Bekleidung erfolgen!

Schwindel und Mattigkeit:

1

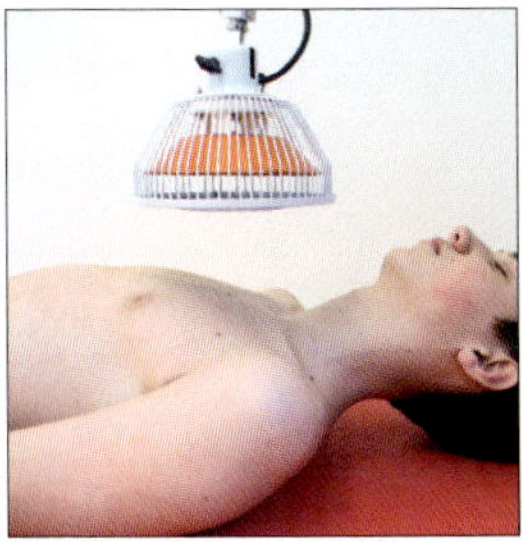

20 Minuten

4

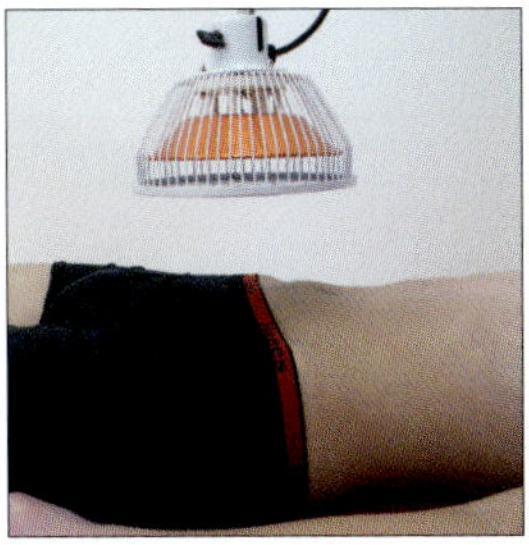

20 Minuten

6

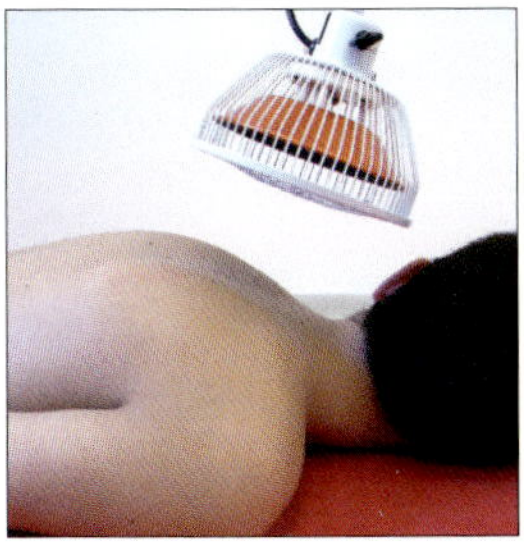

20 Minuten

9

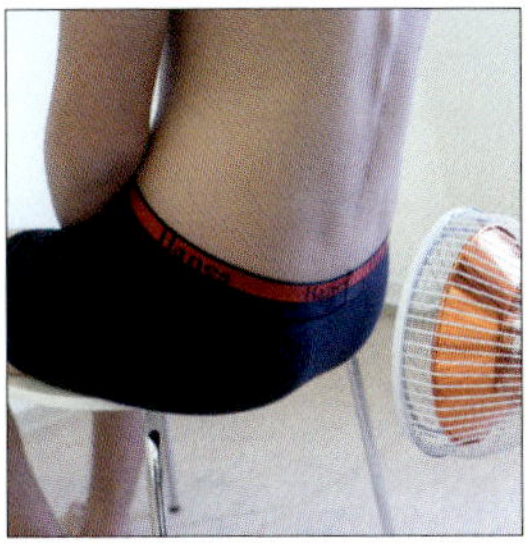

20 Minuten

Die Behandlung der betreffenden Stellen muss ohne Bekleidung erfolgen!

Migräne, verursacht durch Bluthochdruck oder Blutniedrigdruck:

6

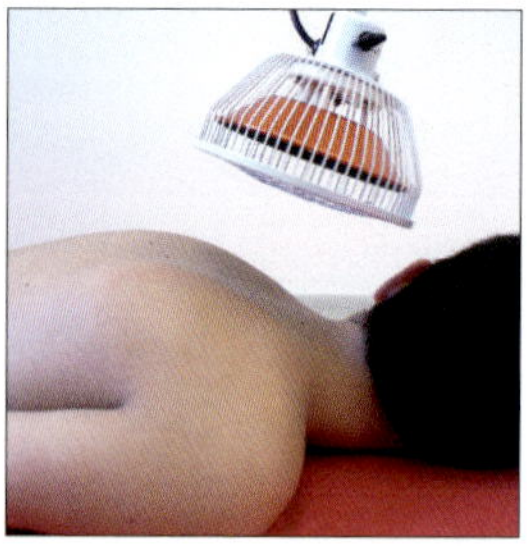

20 Minuten

13

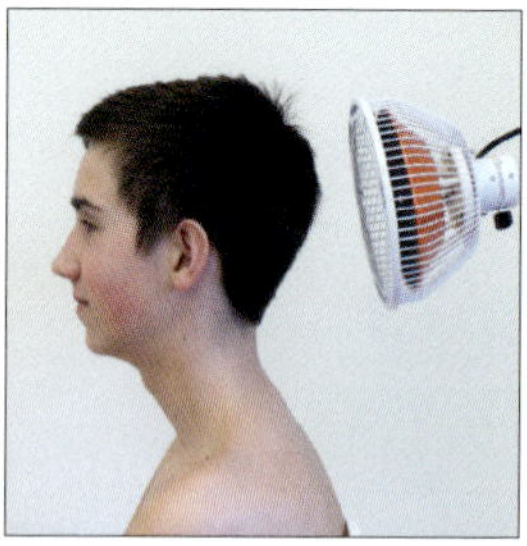

20 Minuten

10

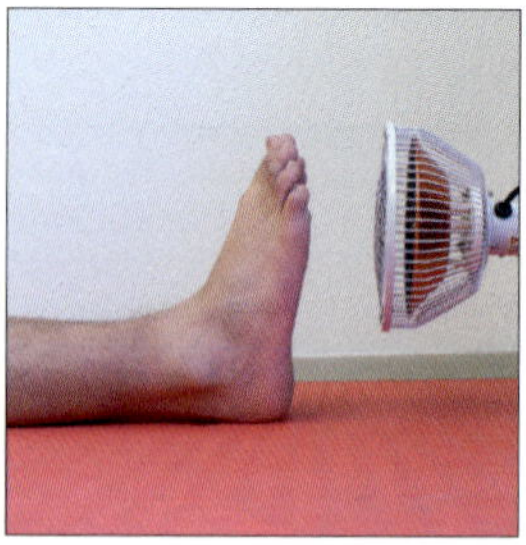

20 Minuten

24

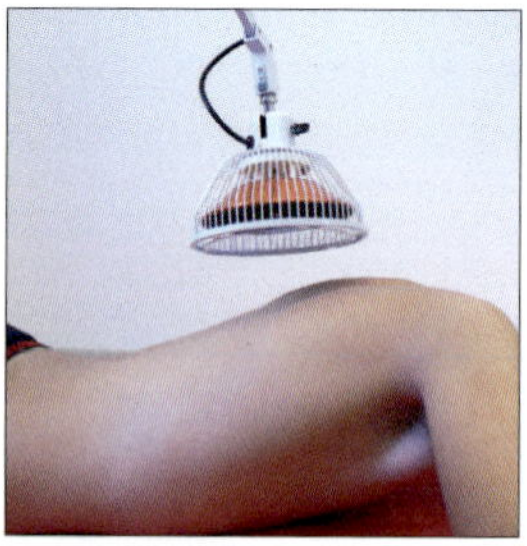

20 Minuten (täglicher Wechsel links–rechts)

Die Behandlung der betreffenden Stellen muss ohne Bekleidung erfolgen!

Migräne seit der ersten Regelblutung

6

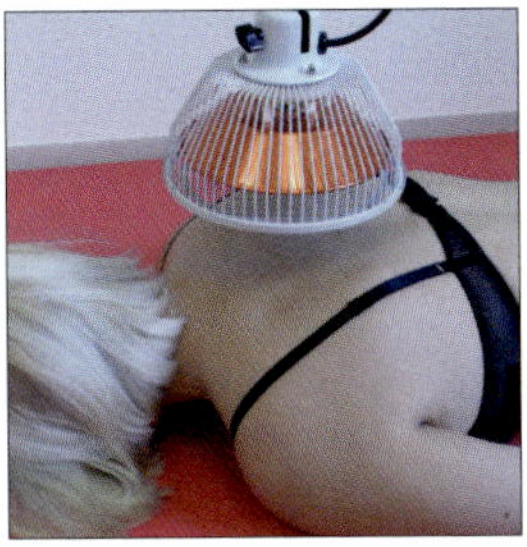

20 Minuten

19

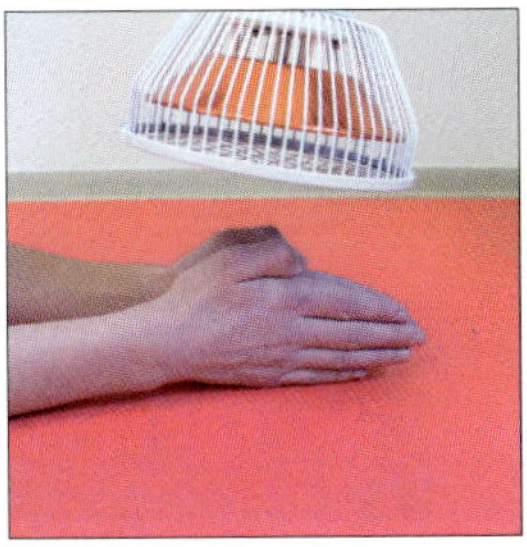

20 Minuten

4

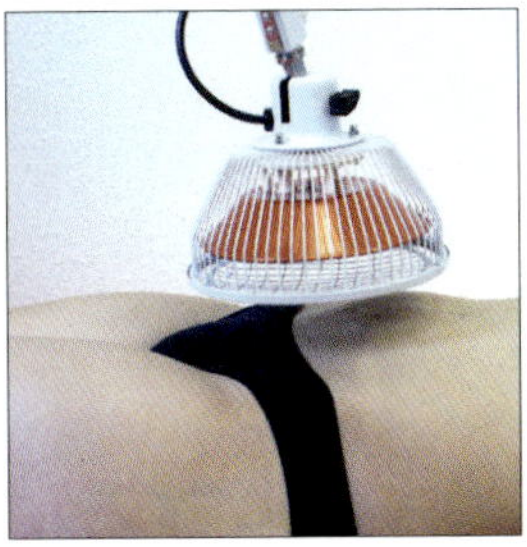

20 Minuten

9

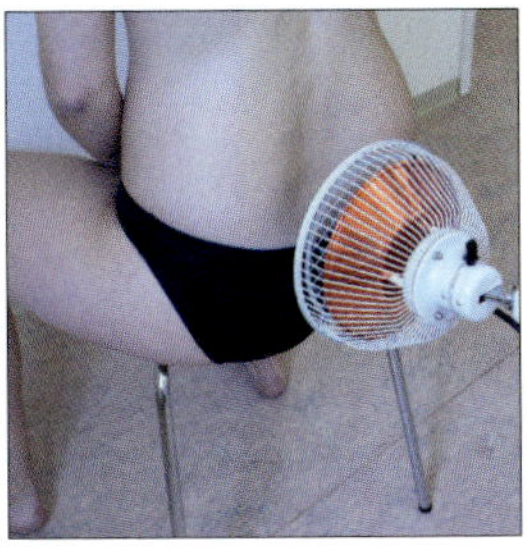

20 Minuten

Die Behandlung der betreffenden Stellen muss ohne Bekleidung erfolgen!

Migräne nach Geburten:

3

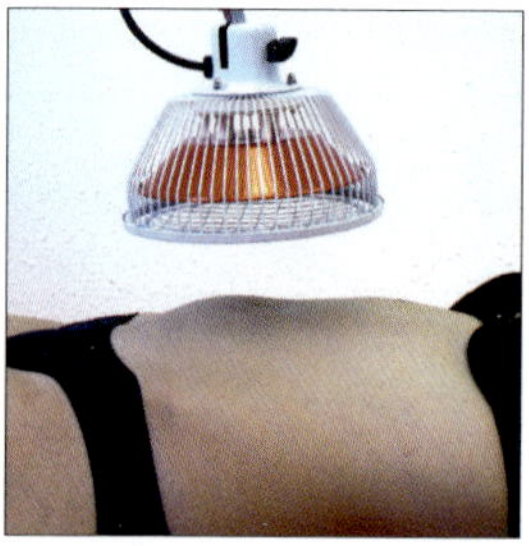

20 Minuten

8

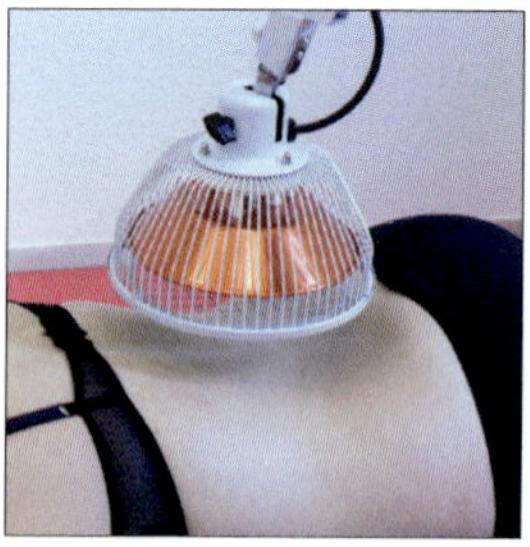

20 Minuten

6

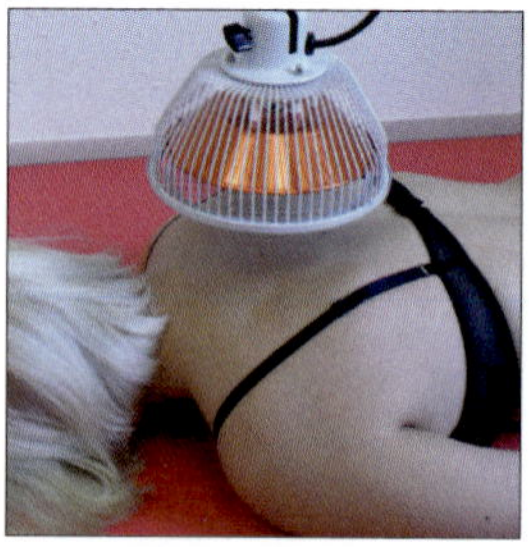

20 Minuten

13

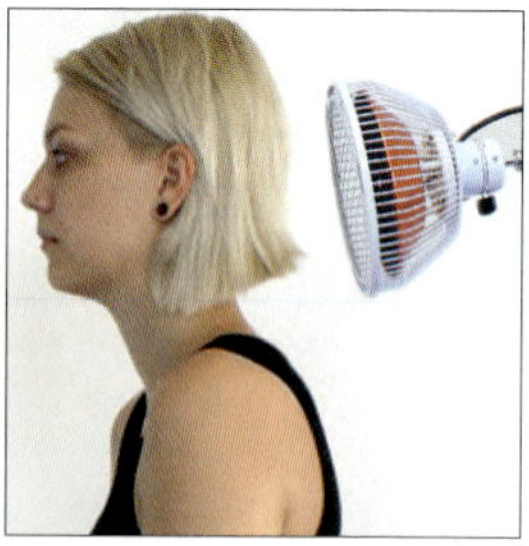

20 Minuten

Die Behandlung der betreffenden Stellen muss ohne Bekleidung erfolgen!

Migräne, verursacht durch Wirbelsäulenbeschwerden:

6

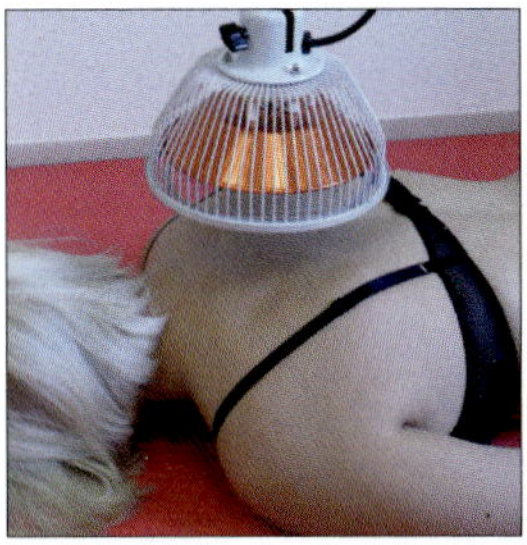

20 Minuten

13

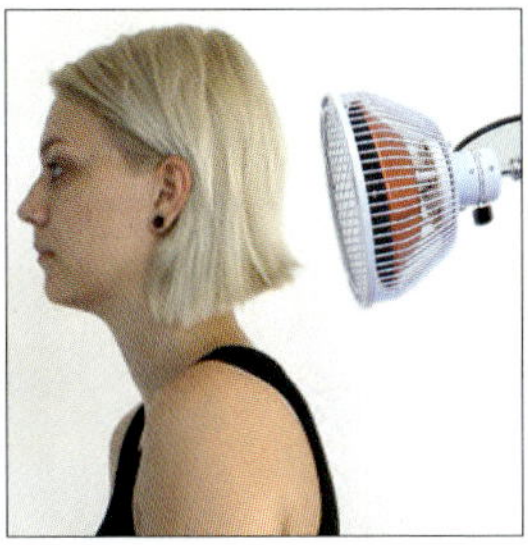

20 Minuten

19

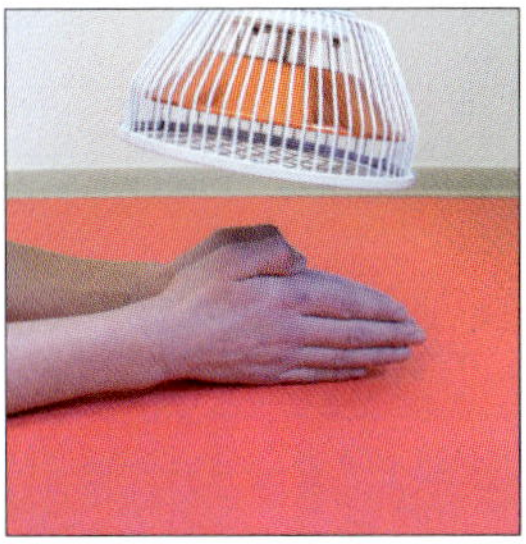

20 Minuten

3

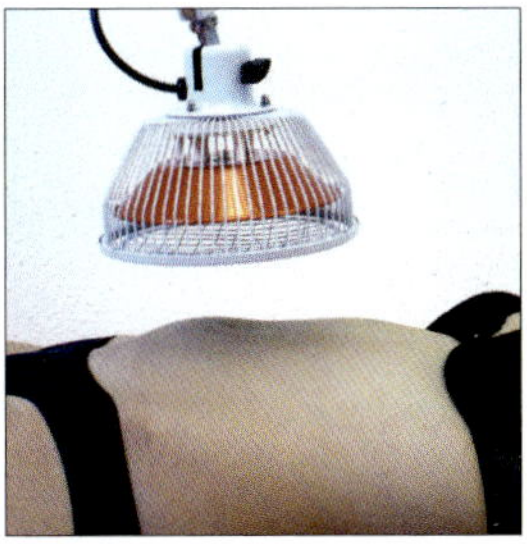

20 Minuten

Die Behandlung der betreffenden Stellen muss ohne Bekleidung erfolgen!

Verstopfung
Durchfall

Verstopfung:

3

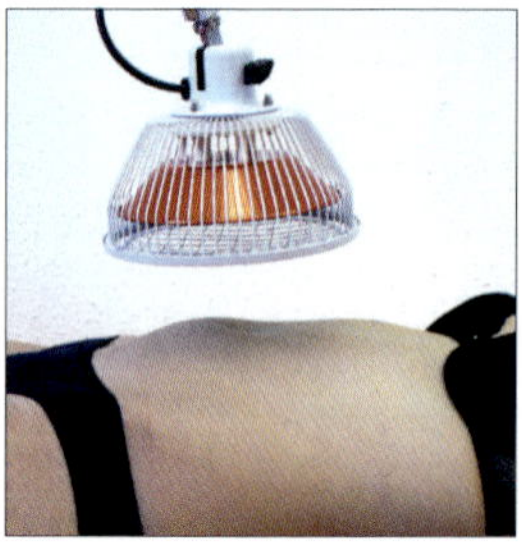

20 Minuten

4

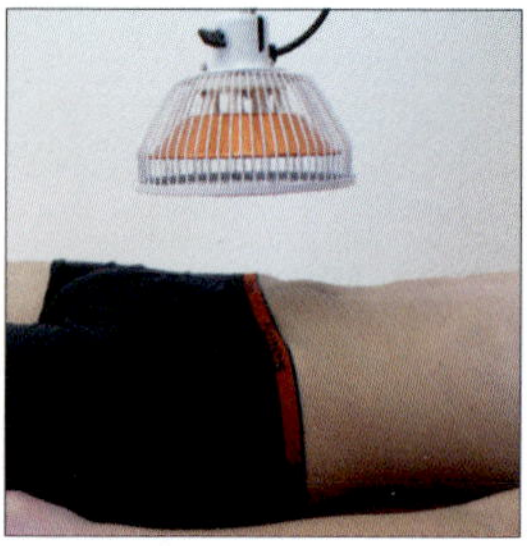

15 Minuten

8

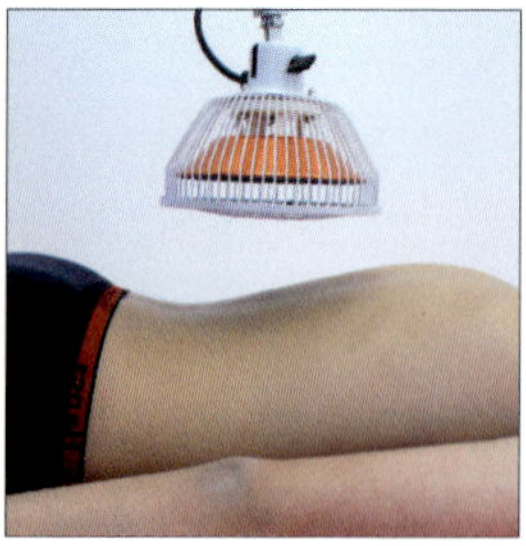

20 Minuten

9

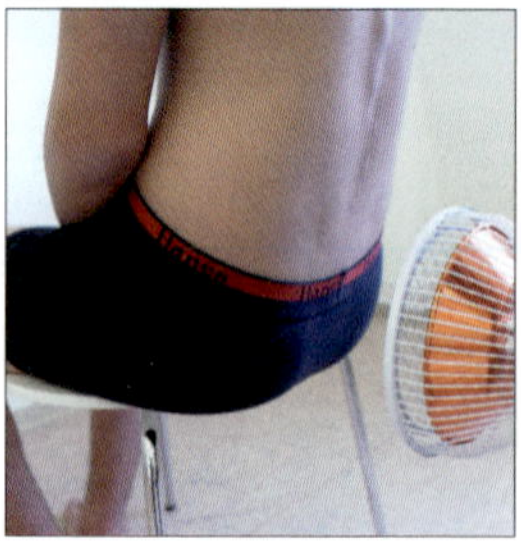

15 Minuten

12 rechts

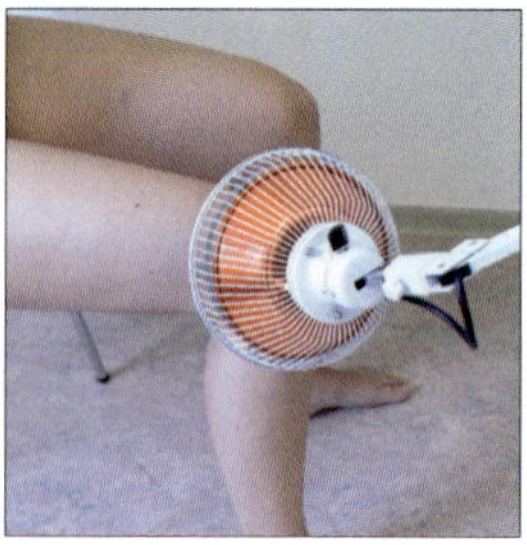

10 Minuten

12 links

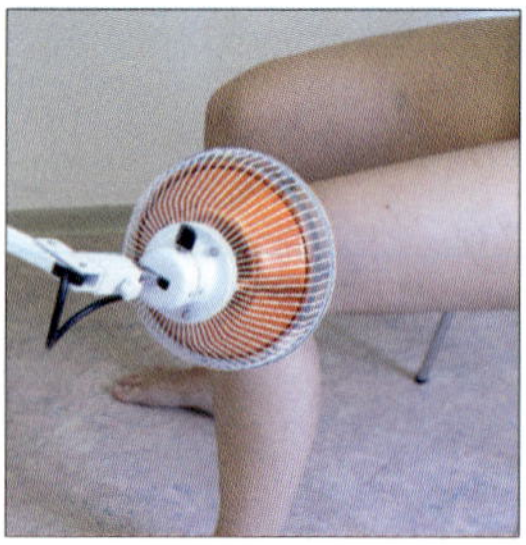

10 Minuten

Die Behandlung der betreffenden Stellen muss ohne Bekleidung erfolgen!

Durchfall:

3

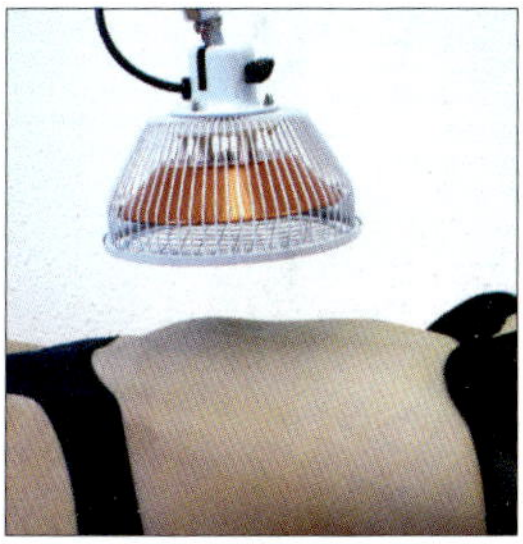

20 Minuten

4

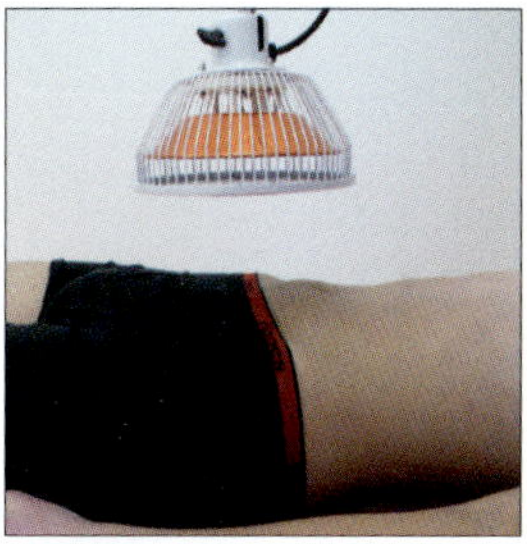

20 Minuten

9

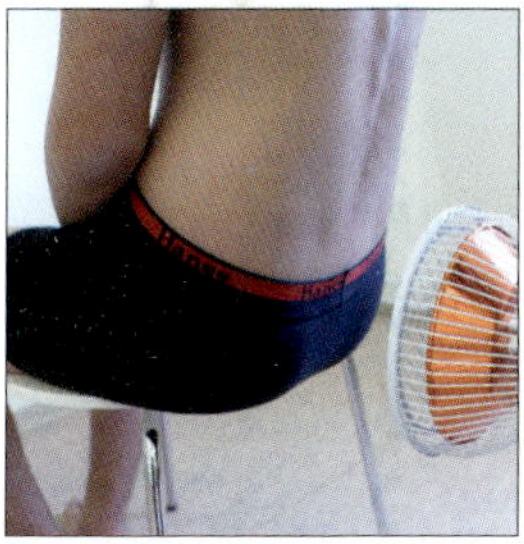

20 Minuten

8

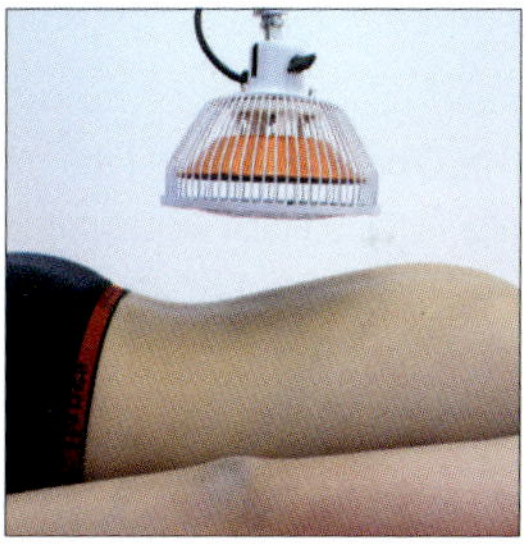

20 Minuten

Die Behandlung der betreffenden Stellen muss ohne Bekleidung erfolgen!

Empfehlungen: Nach der Behandlung mindestens eine halbe Stunde ruhen.

Kopfschmerz:

6

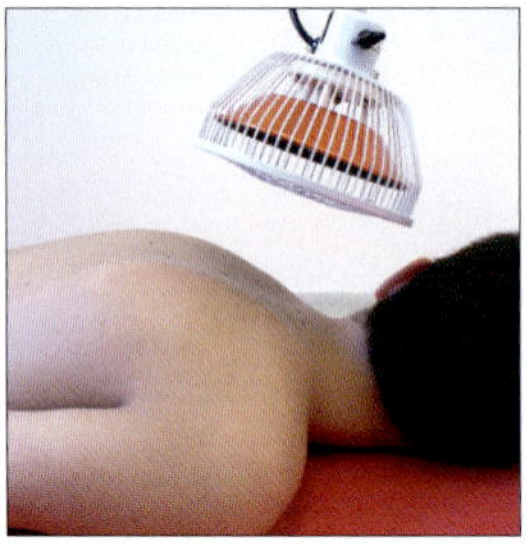

30 Minuten

13

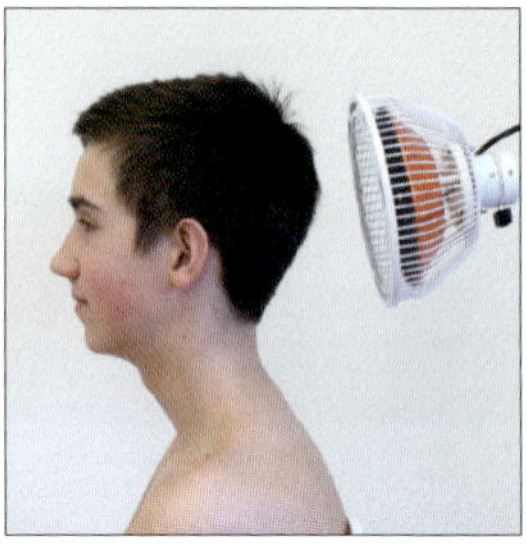

30 Minuten

Gliederschmerz im Oberkörper: Erst die schmerzende/n Stelle/n insgesamt 30 Minuten direkt behandeln. Danach weiter mit der Behandlungszone …

6

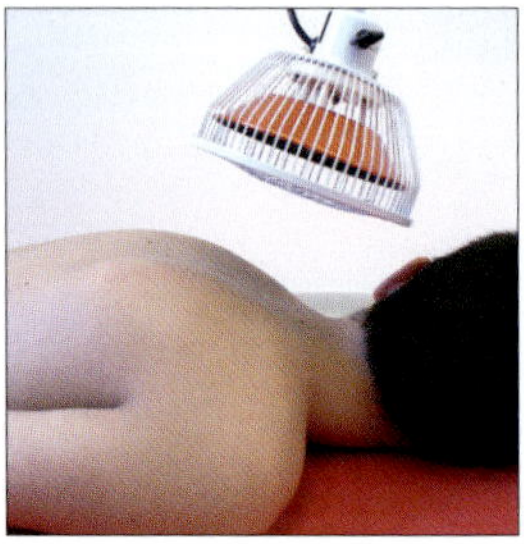

30 Minuten

5

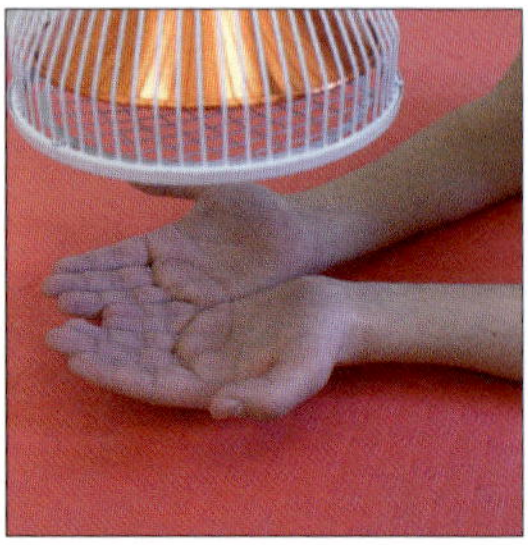

30 Minuten

Die Behandlung der betreffenden Stellen muss ohne Bekleidung erfolgen!

Gliederschmerz im Unterkörper: Erst die schmerzende/n Stelle/n insgesamt 30 Minuten direkt behandeln. Danach weiter mit der Behandlungszone ...

9

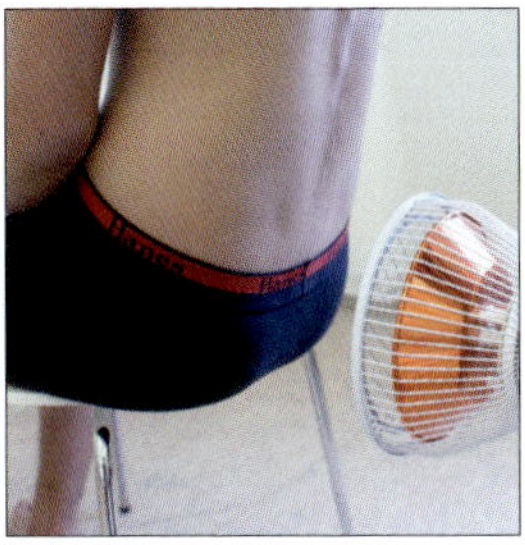

30 Minuten

10

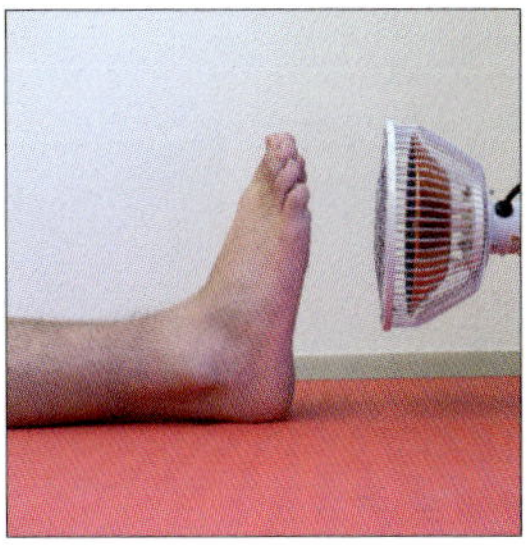

30 Minuten

Die Behandlung der betreffenden Stellen muss ohne Bekleidung erfolgen!

Gelenkentzündung

Im Oberkörper: Erst die betroffene Stelle direkt 20 Minuten behandeln.
Danach weiter mit der Behandlungszone …

6

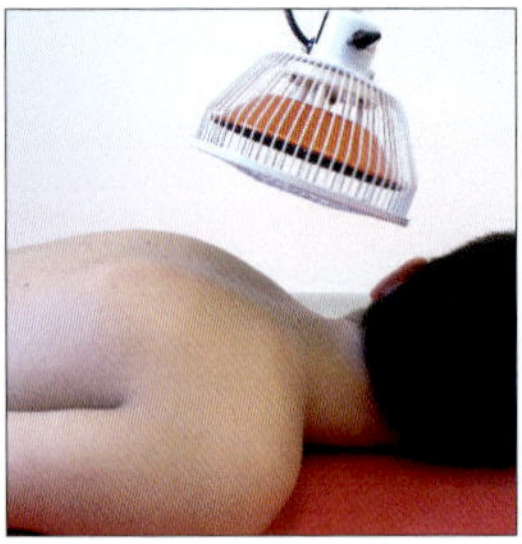

20 Minuten

8

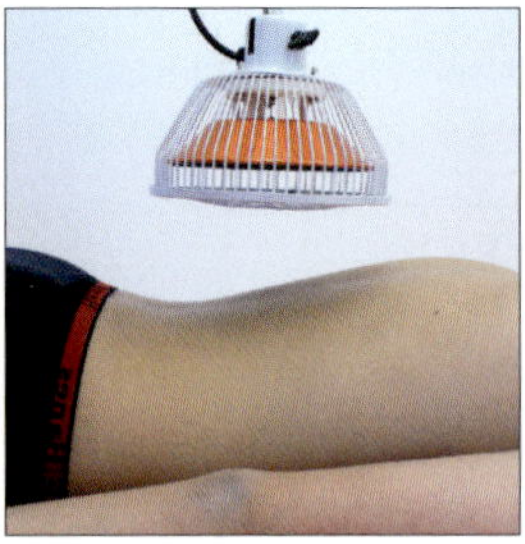

20 Minuten

5

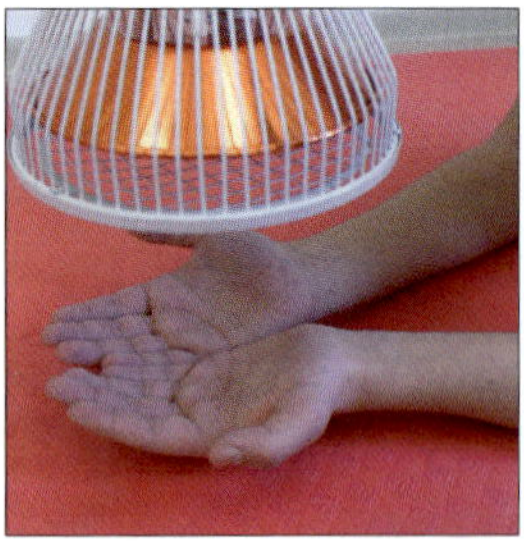

30 Minuten

Im Unterkörper: Erst die betroffene Stelle direkt 20 Minuten behandeln.
Danach weiter mit der Behandlungszone …

9

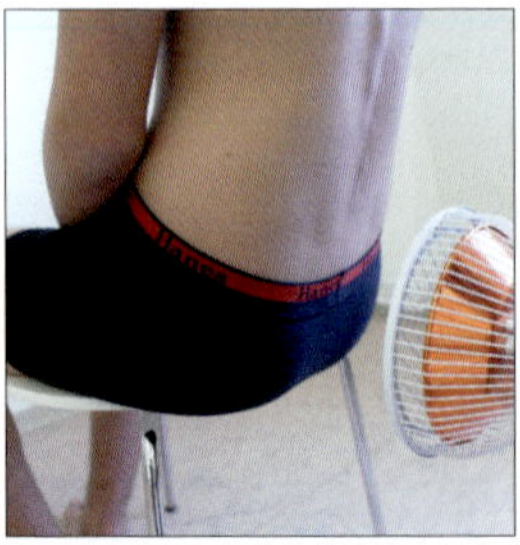

20 Minuten

8

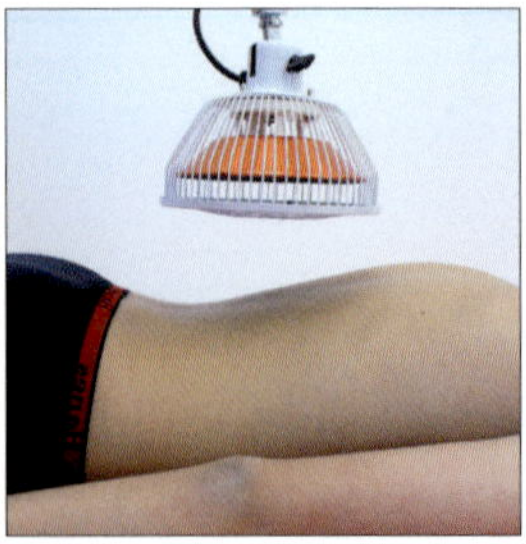

20 Minuten

10

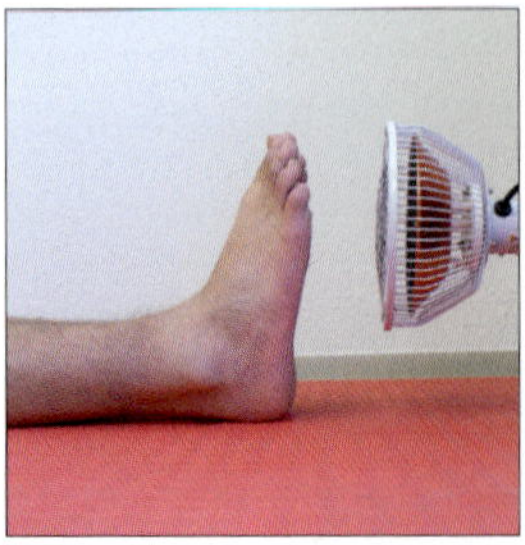

20 Minuten

Die Behandlung der betreffenden Stellen muss ohne Bekleidung erfolgen!

Im Kniegelenk:

Knie vorne

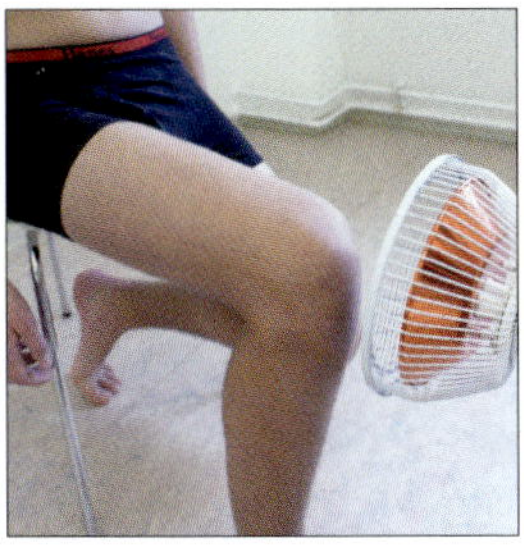

10 Minuten

Knie hinten (17)

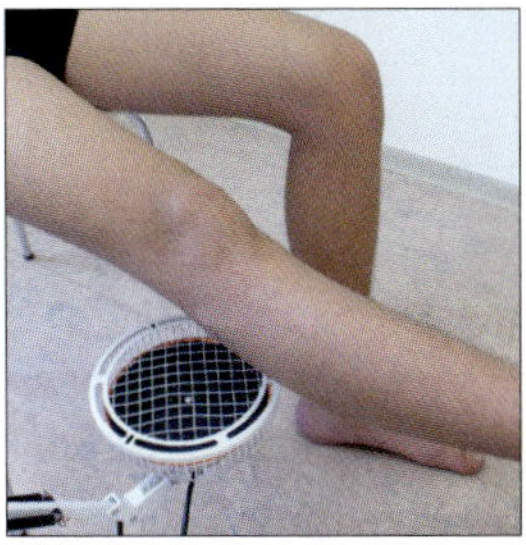

10 Minuten

Knie seitlich links (21)

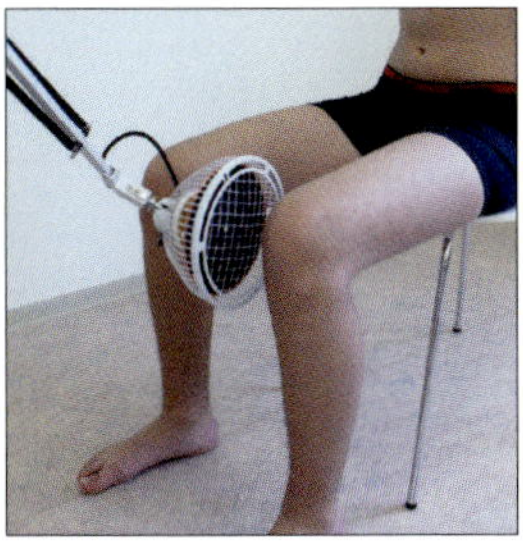

10 Minuten

Knie seitlich rechts (12)

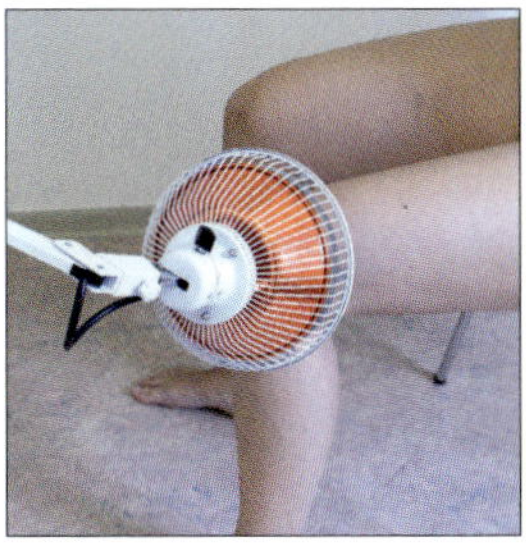

10 Minuten

9

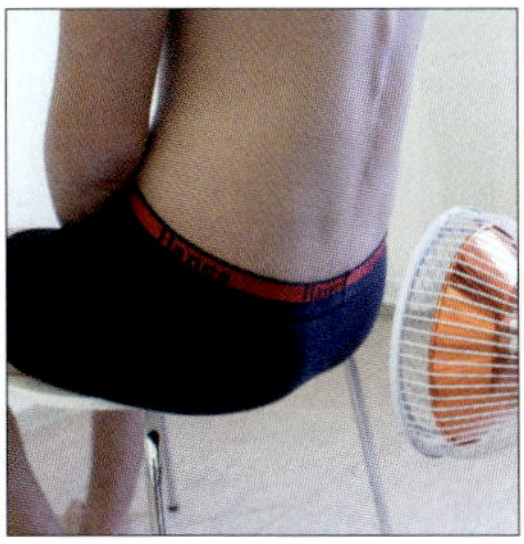

20 Minuten

8

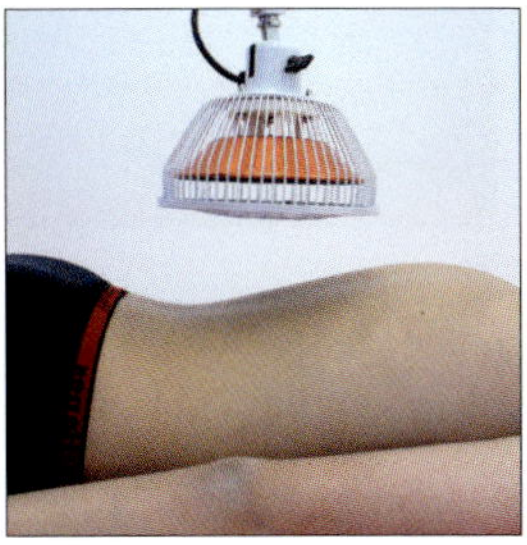

15 Minuten

10

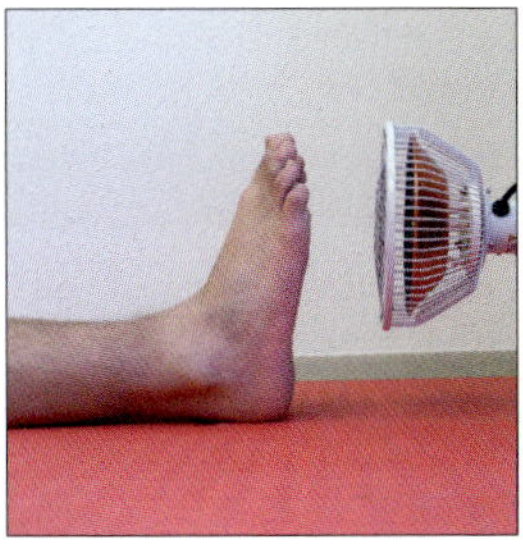

20 Minuten

Im Ellenbogen: Erst rund um den Ellenbogen (4x10 Minuten) behandeln. Danach weiter mit der Behandlungszone ...

6

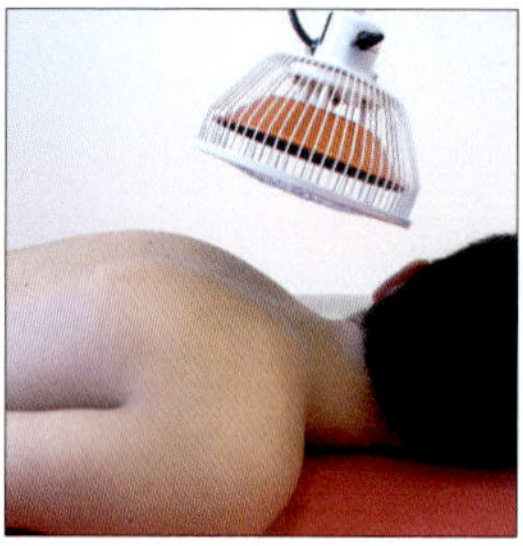

20 Minuten

8

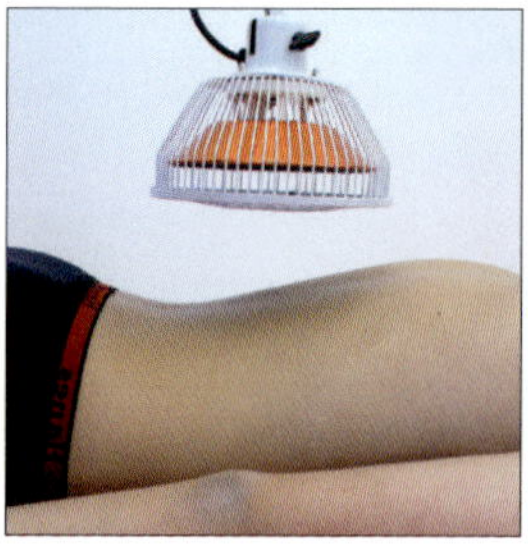

15 Minuten

5

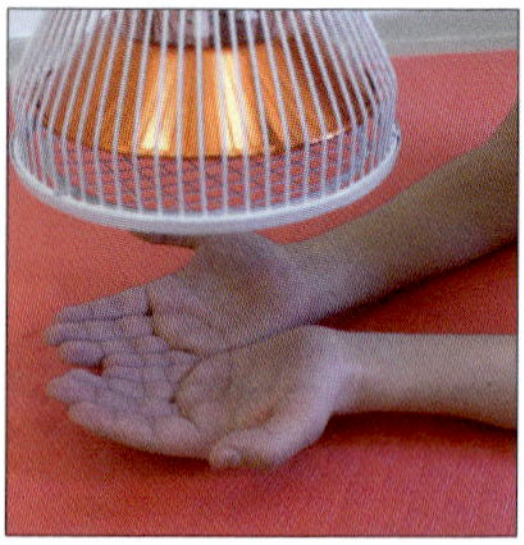

15 Minuten

Im Schultergelenk: Erst an der Schulter direkt 3x10 Minuten behandeln. Danach weiter mit der Behandlungszone ...

6

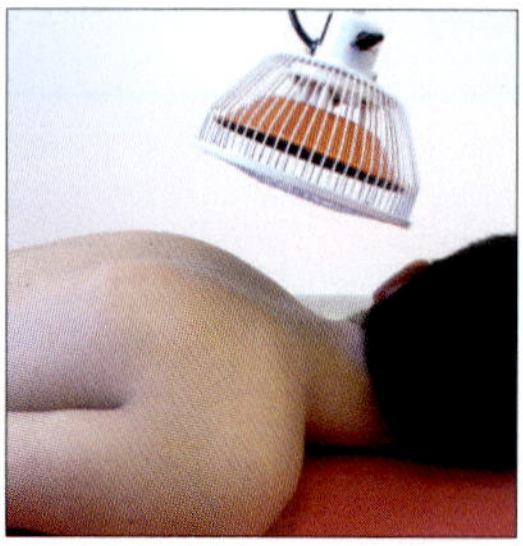

20 Minuten

8

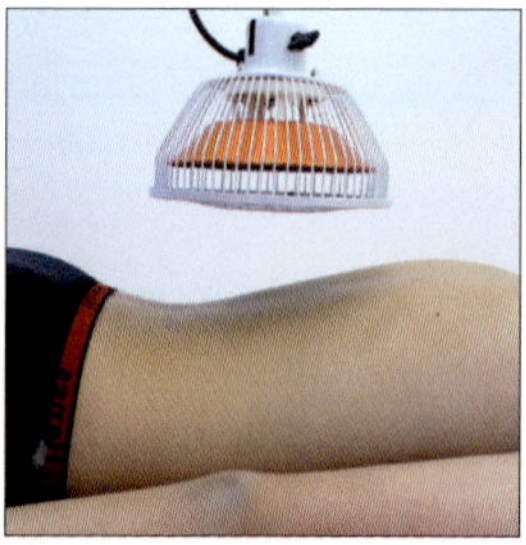

20 Minuten

5

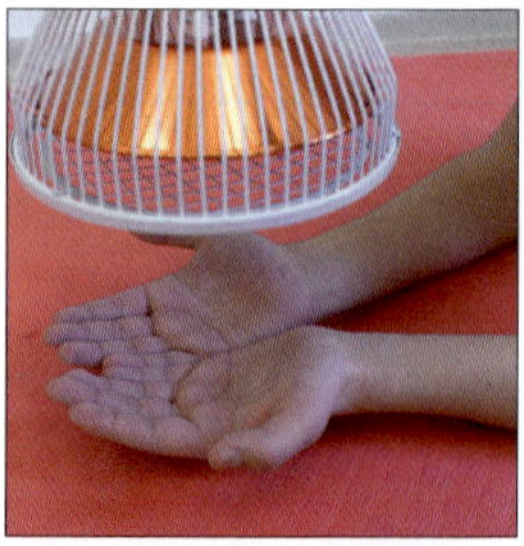

20 Minuten

Die Behandlung der betreffenden Stellen muss ohne Bekleidung erfolgen!

Gesichtslähmung
Parkinson (Schüttellähmung)

Achtung: Bei der Behandlung des Gesichtes bitte die Augen abdecken.

Gesichtslähmung: Die gelähmte Seite direkt 30 Minuten behandeln. Danach weiter mit der Behandlungszone ...

6

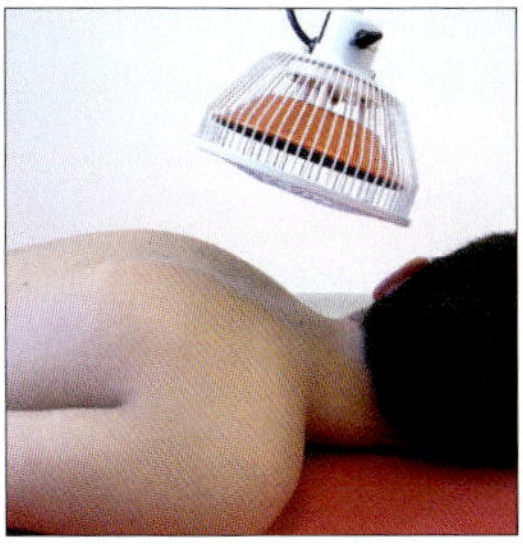

30 Minuten

5

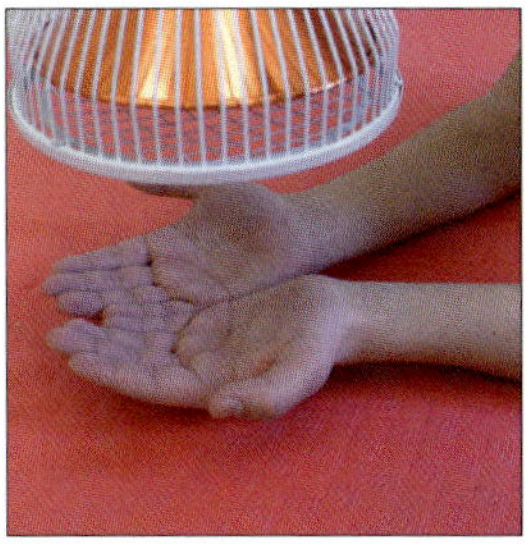

30 Minuten

Parkinson (Schüttellähmung):

1

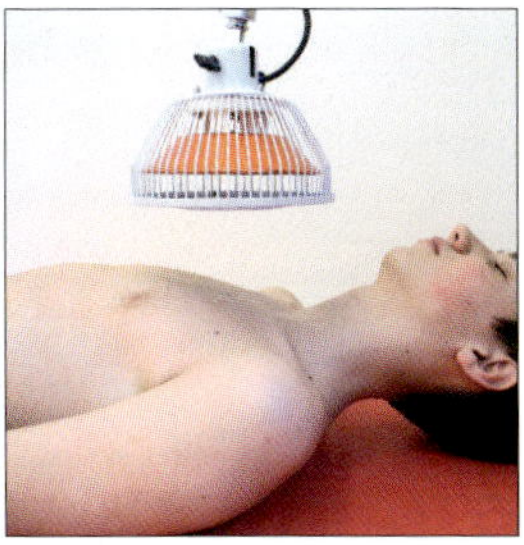

30 Minuten

6

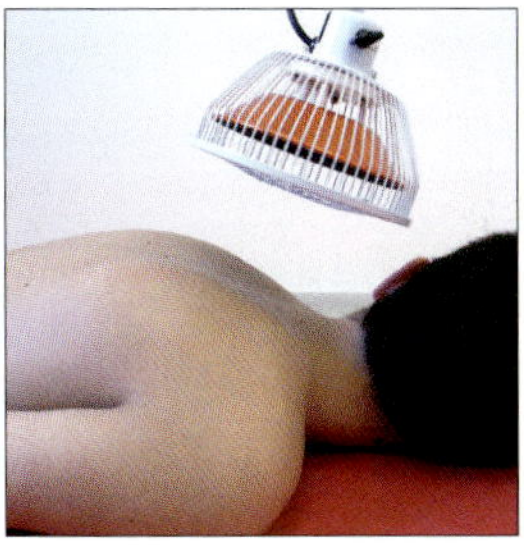

30 Minuten

5

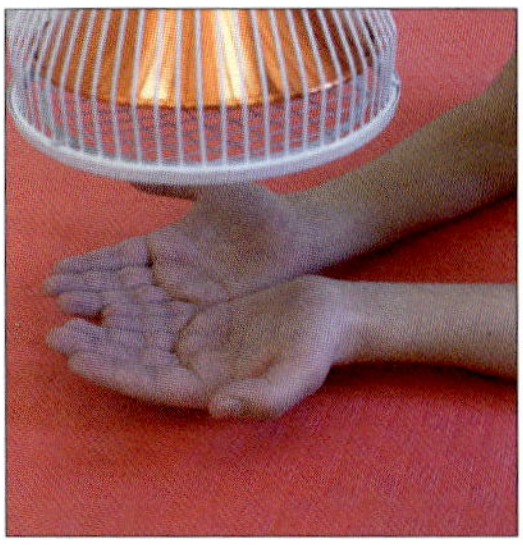

30 Minuten

Die Behandlung der betreffenden Stellen muss ohne Bekleidung erfolgen!

Schilddrüsenüberfunktion
Schilddrüsenunterfunktion

Achtung: Sprechen Sie vor der Behandlung mit Ihrem Facharzt. Medikamente vorerst weiter einnehmen.

1. Behandlungstag:

1

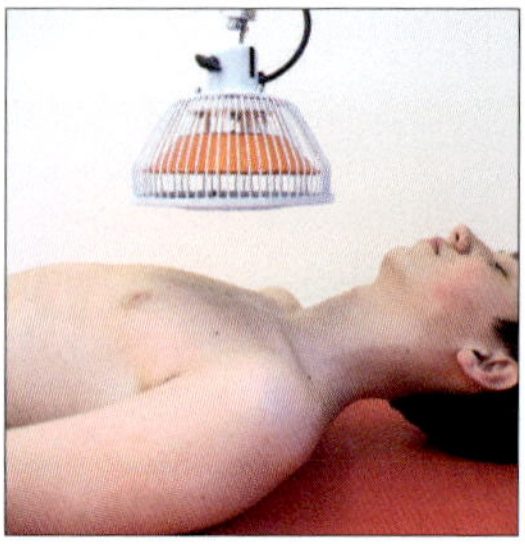

30 Minuten

8

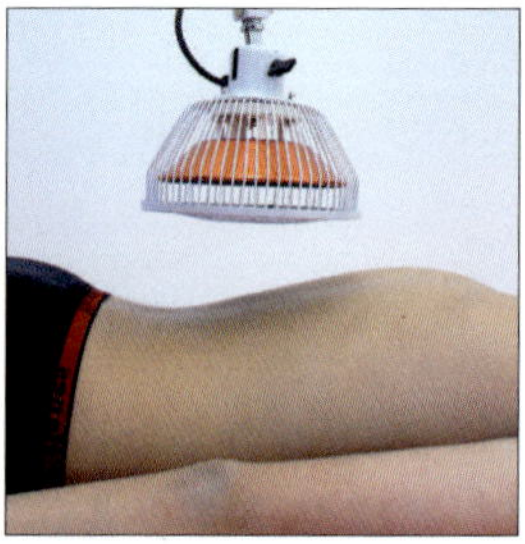

30 Minuten

2. Behandlungstag:

24 rechts

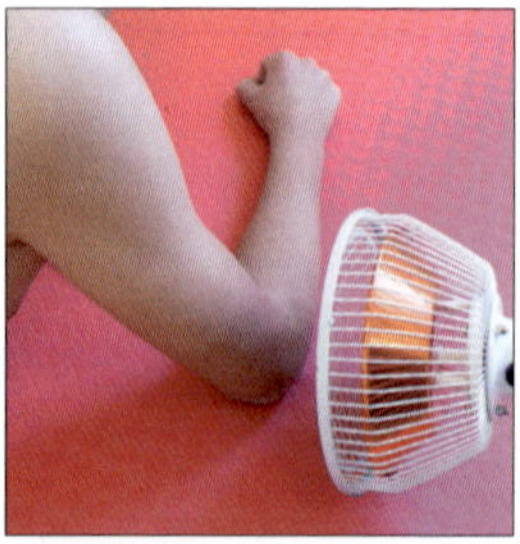

15 Minuten

24 links

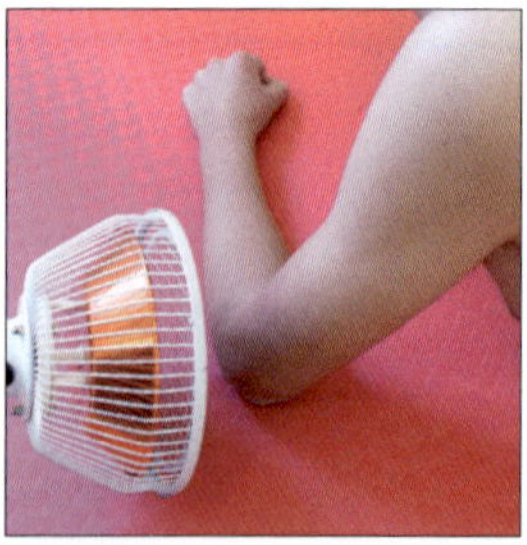

15 Minuten

19

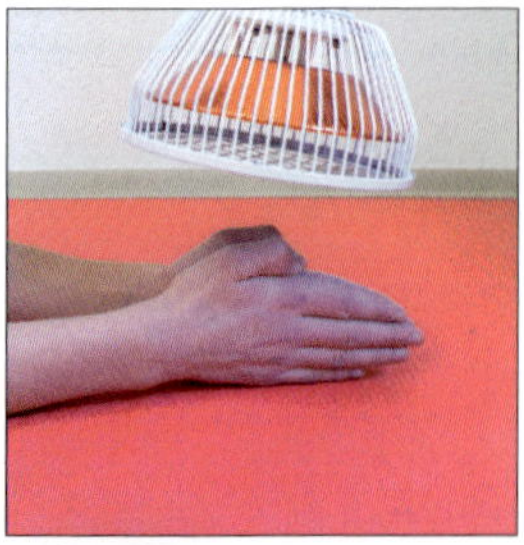

30 Minuten zusammen oder jeweils 15 Minuten

Die Behandlung der betreffenden Stellen muss ohne Bekleidung erfolgen!

Erstverschlimmerungen

Die allermeisten Menschen spüren schon von der ersten Bestrahlung an die wohlig entspannende, den ganzen Körper warm durchflutende Heilwirkung des Energiestrahlers. Dennoch kann es in seltenen Ausnahmen, wie bei praktisch allen Naturheilanwendungen, zu sogenannten Erstverschlimmerungen kommen. Alte Krankheitssymptome flackern manchmal in den ersten Tagen der Behandlung wieder auf. Müdigkeit, Unruhe, starkes und unangenehm riechendes Schwitzen, Kopfschmerzen, Schwindelgefühle, Herzklopfen, Schnupfen, Durchfall, Hautrötungen vor allem an den bestrahlten Stellen, Hautjucken, psychische Verstimmungen, Angst, Wut, Depressionen und noch viele andere Beschwerden können auftreten. Sie sind eher harmlos und als positives Zeichen zu werten. Sie zeigen: die Behandlung beginnt zu wirken. Der Organismus reagiert. Er fängt an, alte Gift-, Schlacken- und Krankheitsstoffe auszuscheiden.

Meist werden zuletzt erworbene Gifte zuerst gelöst. Doch manchmal melden sich alte Medikamentengifte, Impfschäden oder weiter zurückliegende, zuvor unterdrückte Krankheiten wieder. Das alles ist in Ordnung so. Denn es handelt sich um Begleiterscheinungen auf dem Weg zur Heilung. Am besten gönnen Sie sich bei Auftreten von Erstverschlimmerungen viel Ruhe. Reichlich Bewegung an frischer Luft, Spaziergänge und leichte körperliche Arbeit wirken sich günstig aus. Wichtig ist vor allem, viel zu trinken, am besten Wasser oder Kräutertee. Die Trinkmenge soll zwei bis drei Liter pro Tag betragen, damit der Körper die Schadstoffe ausschwemmen kann.

Meist verschwinden solche Erstverschlimmerungen, wenn sie überhaupt auftreten, schnell wieder. Jedenfalls können Sie absolut sicher sein: Der Heilstrahler gibt keinerlei radioaktive oder sonstwie gesundheitsschädliche Strahlungen ab. Er löst eben nur alte Energieblockaden auf. Dabei kommt es manchmal zu Ausschwemmungen von eingelagerten Krankheitsstoffen und Schlacken. Sie sammeln sich nämlich besonders reichlich an energetisch schlecht versorgten und deshalb kranken Bereichen des Körpers an.

Der Heilenergiestrahler hat außer seiner auf der Körperebene wirkenden Kraft zugleich eine die Psyche heilende Wirkung. Der weltweit bekannte Psychoanalytiker Wilhelm Reich, ebenso sein Schüler Alexander Lowen, beide wussten, dass hinter jeder körperlichen Verspannung ein psychisches Problem steckt. Ähnlich wie auf dem Weg über gezielte Körpertherapie lassen sich diese Verspannungen auch mit Hilfe des Heilenergiestrahlers auflösen. Mit den Verspannungen löst sich zugleich die psychische Blockade: Die Lebensenergie kann wieder frei fließen.

Warum die Ärzte in China früher nur Honorar bekamen, solange ihre Patienten gesund blieben

Reich sind die Ärzte in China nicht. Im Vergleich zu den Ärzten im Westen verfügen sie auch über weniger gesellschaftliche Macht. Man achtet zwar ihr Wissen und ihre Hingabe. Doch sie verdienen oft relativ wenig.

Die Rolle des klassischen chinesischen Arztes war von jeher eine vollkommen andere als die der westlichen Mediziner. Die Ärzte im Westen konzentrieren ihre Arbeit vor allem darauf, bereits eingetretene Schäden am Organismus ihrer Patienten zu reparieren. Sie haben hierfür einen hohen Kenntnisstand entwickelt und verfügen über ausgezeichnete technische Apparaturen. Selbst das Austauschen ganzer Organe ist ihnen möglich. Dennoch spüren immer mehr Menschen im Westen angesichts dieser hochtechnisierten Apparatemedizin ein Unbehagen: Sie fühlen sich als Menschen nicht mehr genügend ernst genommen. Dass dieses Gesundheitssystem inzwischen die Grenzen der Bezahlbarkeit überschreitet, dämmert manchem Kenner und Laien. Doch wirtschaftliche Gründe sind offensichtlich nicht der Hauptgrund für die Skepsis der Menschen im Westen gegenüber ihrem Gesundheitssystem.

Anders als den meisten westlichen Medizinern war es die Aufgabe des klassischen chinesischen Arztes, den Menschen Möglichkeiten aufzuzeigen, wie sie ihre Gesundheit verbessern können, indem sie *richtig* leben. Der Schwerpunkt ihrer Arbeit lag also stärker im Bereich der Gesundheitsvorsorge. Ihre Aufgabe bestand weit stärker darin, das Gesundheitsbewusstsein der Menschen zu verändern, als in der eigentlichen Krankheitsbekämpfung. Konsequenterweise erhielten die Ärzte im alten China ihr Honorar in vielen

Fällen nur, solange sich ihre Patienten in gutem Gesundheitszustand befanden. Verschlechterte sich ihre Gesundheit bis hin zum Auftreten chronischer Krankheiten, so stellten sie ihre Zahlungen ein: ein hoher Anspruch an die Motivation der Ärzte, sich dennoch weiter mit ganzer Kraft für das Wohl ihrer Patienten einzusetzen. Ob dieses System besser funktionierte, bleibt ungeklärt. Doch ganz sicher regt es zum Nachdenken an.

Nur dann, wenn die Vorbeugung versagte, wandten die klassischen chinesischen Ärzte ihre eigentlichen therapeutischen Maßnahmen wie Akupunktur oder Kräuter an, um das energetische Gleichgewicht im Körper ihrer Patienten wieder herzustellen. Seit alter Zeit wussten sie die Überlegenheit der Vorbeugung gegenüber einem nachträglichen Eingreifen zu schätzen. Schon vor mehr als 2000 Jahren schrieben chinesische Medizingelehrte in dem großen Gesundheitsbuch des Gelben Kaisers, das bis heute gilt, Gedanken zu diesem Thema auf, die erstaunlich modern sind:

„Die Weisen behandelten nicht jene, die bereits krank waren; sie unterrichteten die, die noch nicht krank waren. Medikamente bei Krankheiten zu verabreichen, die sich bereits entwickelt haben, und das Chaos zu unterdrücken, das bereits im Gange ist, lässt sich vergleichen mit dem Verhalten von Menschen, die mit dem Bohren eines Brunnens beginnen, wenn sie Durst empfinden, und jenen, die erst zu ihren Waffen greifen, wenn sie sich bereits mitten in der Schlacht befinden. Kämen diese Handlungen nicht zu spät? … Der wirklich Arzt hilft, noch bevor die Krankheit im frühesten Keim entsteht … Der weniger gute Arzt beginnt zu helfen, wenn die Krankheit bereits begonnen hat. Und da seine Hilfe dann einsetzt, wenn sich die Krankheit bereits entwickelt hat, sagt man von ihm, er sei unwissend.“

Nach alter chinesischer Auffassung hängen Gesundheit und ein langes Leben nicht nur von der Umwelt, dem Erbgut und dem Schicksal ab, sondern ebenso von der Lebensweise, den Gedanken und Gefühlen. Dieses Gesundheitsverständnis unterscheidet sich drastisch von dem der meisten modernen Medizinkonsumenten. Der Patient trug selbst Verantwortung für seine Gesundheit. Die Ärzte reparierten nicht in erster Linie schadhaft gewordene Körper, sondern sie leiteten die Menschen an bei ihrer persönlichen Suche nach körperlicher, seelischer und geistiger Ausgewogenheit. Ihre ärztliche Hilfeleistung bestand aus Kräuteranwendungen, Nadeln, Massagen, vor allem aber aus Hinweisen zur Verhaltensänderung.

Ärzte waren im alten China nicht nur Gelehrte, sondern oftmals Meister der Kampfkünste und der besonderen Bewegungstechniken des Qi Gong, welche man nutzt, um die Lebensenergie zu stärken. Daher hat das Körpertraining im alten wie im modernen China einen besonders hohen Stellenwert.

Für uns moderne Bürger der westlichen Gesellschaft lässt sich aus dieser jahrtausende alten östlichen Auffassung von Gesundheit eine Menge lernen: Gesundheit ist, so gesehen, ein ganzheitliches Problem, das mit unserer gesamten Lebensführung zusammenhängt. In erster Linie liegt es an uns selbst, Harmonie im körperlichen, seelischen und geistigen Bereich zu schaffen. Beim Herstellen dieser Energiebalance kann uns der Heilstrahler aus China wertvolle Hilfe leisten.

Das ist seine eigentliche Rolle. Doch es geht längst nicht nur darum, dass er das Gleichgewicht unserer Körperenergien dort wieder herstellt, wo es gestört ist, sondern er gibt uns zugleich ein Stück Selbstverantwortung für unsere Gesundheit zurück. Diese Leistung ist beinahe genauso wichtig.

Die Wirkungsweise des Energieheilstrahlers aus China lässt sich am besten begreifen, wenn man das chinesische Heilwesen in seinem Grundansatz versteht. Deshalb geben die folgenden Kapitel einen Einblick in die Sichtweise der Chinesischen Medizin , wie sie sich seit Jahrtausenden entwickelt und bewährt hat.

Gesundheit ist Harmonie

Harmonie ist für den chinesisch Denkenden Gesundheit. Und umgekehrt gilt: Gesundheit ist Harmonie, ist gleichmäßig fließende Lebensenergie und damit Wohlbefinden.

Zwei Energiesysteme sind es, die den harmonischen Energiefluss in unserem Körper steuern: Yang und Yin. Diese beiden Kräfte wirken entgegengesetzt. Und doch ergänzen sie sich, verbinden sich ununterbrochen, arbeiten zusammen. So merkwürdig es klingt: Beide sind sich ständig ergänzende Gegensätze – wie Frau und Mann, wie Sommer und Winter, wie Lachen und Weinen, wie Ruhe und Bewegung.

Yin ist das weibliche, das mütterliche Prinzip, die Kraft der Ausdehnung. Das Wirken des Yin ist im Kalten, im Dunklen, im Verborgenen, im Wechselhaften, im Schatten, im Wasser und in allem Wolkigen zu finden. Alles, was uns benommen macht, was uns schwindelig werden lässt, ist Yin. Alles, was in der Natur schnell wächst und sich ausdehnt, ist Yin. Alles, was in verhältnismäßig kurzer Zeit Größe gewinnt, ist Yin.

Yang dagegen gilt als die männliche, väterliche Kraft. Yang ist die Kraft, die alles zusammenhält. Yang wohnt in allem, was aktiv, trocken, glänzend, warm, beständig, hell und klar ist. Sonne und Feuer sind Yang. Yang erzeugt nie die schwindelnde Benommenheit des Yin. Alles, was uns die Benommenheit nimmt, ist demzufolge Yang. Alles, was Yang ist, zieht sich zusammen, ist dicht und schwer. Yang weitet die Dinge nie räumlich aus. In der Natur ist Yang alles, was langsam wächst. Die Wurzeln der Bäume beispielsweise sind Yang. Ginseng, die berühmte chinesische Heilwurzel, ist Yang.

Yang wäre nichts ohne Yin. Die Wärme der Sonne wäre nichts, wenn sie nicht im Gegensatz zur Kälte des Mondes stünde. Der Tag mit all seiner Aktivität wäre nichts, wenn ihm nicht die Nacht mit ihrer Ruhe gegenüberstünde. Der Sommer mit seinem prallen Wachstum wäre nichts ohne die eisige Winterruhe. Alles Leben besteht aus solchen Gegensätzen. Wir stellen uns auf sie ein. Wenn es im Winter kalt wird, also Yin überwiegt, zünden wir ein Feuer an. Seine Yang-Energie stellen wir der Kälte des Winter-Yins gegenüber und schaffen so Harmonie.

Wenn wir diese Spielregeln zwischen Yin und Yang kennen, wird auf einmal vieles Komplizierte ganz einfach. Wir können unser Leben besser steuern, indem wir in unserem Denken und Handeln, Wünschen und Fühlen, selbst in unserer Ernährung, ein harmonisches Gleichgewicht schaffen.

Besteht über einen längeren Zeitraum hinweg ein Übergewicht an Yin oder an Yang, so entstehen Krankheiten. Ihre Ursachen können im psychischen, aber auch im körperlichen Bereich liegen.

Gesundheit und Wohlbefinden äußern sich im Wechsel zwischen harmonisch ausgeglichenen Phasen der Aktivität und der Ruhe. Mal überwiegt das eine, mal das andere. Aber weder Yin noch Yang sollten dauerhaft die Oberhand bekommen.

In unserer westlichen Kultur überwiegen Stress, Reizüberflutung, Hektik und Aktivität inzwischen so dauerhaft, dass man mit Recht von einem ständigen Yang-Überhang sprechen kann. So erklärt sich die gewaltige

Zunahme an psycho-somatischen Leiden im Westen, wie Bluthochdruck, Herz-Kreislaufstörungen, Schlaflosigkeit, chronische Müdigkeit, Konzentrationsstörungen und Depressionen.

Unterschiedliche Yin- und Yang-Krankheitssymptome

Die Yang-Energie ist eine dynamische Energie. Sie treibt an. Die Yin-Energie dagegen ist statisch. Sie beruhigt. Das Mischungsverhältnis zwischen Yang und Yin im Körper sorgt dafür, ob ein Mensch geschäftig oder ruhig sein Leben gestaltet.

Auch den Schlaf- und Wachzustand steuern die Yang- und Yin-Kräfte. Yang ist der Farbe Rot zugeordnet, einer Farbe also, die als heiß gilt. Bei einem Überhang an Yang kommt es zu einer Erhöhung der Körpertemperatur, zu Entzündungen und Fieber. Yang-überbetonte Menschen riechen oft sauer, und sie sind sauer im übertragenen Sinne. Die Spannung in den Körperzellen sinkt bei ihnen. Als Folge entgleist oft das gesamte Stoffwechselgeschehen.

Bei einem Überhang an Yin-Energie besteht Kälte. Die zu Yin gehörende Farbe ist Blau, eine kalte Farbe. Menschen mit einem Überhang an Yin-Energie reagieren auf Kälte empfindlich. Sie sind meist ruhige Menschen, die leicht frieren, dabei blau anlaufen und eher alkalisch riechen. Die Zellspannung steigt bei ihnen an.

Menschen mit zuviel Yang sollten Wärme, Rotlicht, Hektik, Helligkeit, Sonnenschein, Alkohol, Fleisch, Fett, Kaffee, Tee, Wollkleidung, Daunenbetten eher meiden. Dem Zuviel an Yang können sie entgegenwirken durch Kälte, Blaulicht, blaue Farben in ihrer Wohnung und Kleidung, viel Ruhe, Dunkelheit, Yin-haltige Nahrung, z.B. Obst und Gemüse, kaltes Wasser, Baumwollkleidung.

Menschen mit Yin-Überhang sollten dagegen Kälte, blaues Licht und blaue Farben, Stille, Dunkelheit und kaltes Wasser meiden. Günstig für sie sind rotes Licht und rote Farben in ihrer Kleidung und Umgebung, Wärmezufuhr, wollene Decken und Kleidung aus Wolle. Ihre Speisen sollten durchaus Fleisch, Getreide, Fett oder Alkohol enthalten.

Zu empfehlen sind ihnen warmes Wasser, warme Getränke, helles Licht und Vermeiden von Stille.

Ausgleich zwischen Yin und Yang schaffen

Wenn wir das Jahrtausende lang erprobte und erfolgreich angewandte Wissen aus der Chinesischen Medizin in unserem Leben anwenden, dann nutzen wir schon eine erste große Chance, Harmonie und Gesundheit zu finden. Das gilt einmal für unsere Gesundheitsvorsorge, erst recht aber für Zeiten hoher Stressbelastung und Krankheit.

Fühlen wir uns unwohl, so kann allein schon hilfreich sein, wenn wir uns die Frage stellen: In welchem Zustand befinde ich mich jetzt? Herrscht in meinem Organismus gerade Yin oder Yang vor? Wenn wir diese Frage klar beantworten können, lassen sich leicht die richtigen Maßnahmen zum Energieausgleich treffen. Allein schon, wenn wir den bestehenden Energie-Überhang nicht noch durch Verhaltensweisen in der verkehrten Richtung verstärken, kommen wir dem Zustand der Harmonie näher.

Unter diesem Blickwinkel der chinesischen Energielehre betrachtet, gewinnen viele Naturheilmaßnahmen völlig neue Perspektiven. Wir verstehen auf einmal, warum warme oder kalte Bäder, Wickel, Tees und andere Heilmethoden sich für so viele unterschiedliche Anwendungen eignen. Ein und derselbe Stoff kann bei unterschiedlichen Energiesituationen zu völlig unterschiedlichen Wirkungen führen.

Konkret lassen sich hieraus eine ganze Menge Veränderungen für unser tägliches Leben ableiten, je nach der augenblicklich bestehenden Energiesituation. Sie hängt nicht allein davon ab, ob jemand ein Yin- oder Yang- Typ ist, sondern eben auch von der jeweils bestehenden aktuellen Lebenssituation.

Lebensenergie fließt in Leitbahnen

Dieses Kapitel gibt Ihnen einen Einblick in die wichtigsten Grundlagen, auf denen die überlieferte chinesische Heillehre beruht. Wer sie kennt, für den ist der Energieheilstrahler aus China nicht länger ein Buch mit sieben Siegeln, sondern er begreift, dass hier kein magischer Zauber am Werk ist. Die Wirkungsweise des Gerätes lässt sich vielmehr mit den uralten und modernen Naturheilmethoden begreifen, wenigstens annähernd. Ein unfassbares Wunder bleibt Heilung letztlich immer, ganz gleich, auf welchem Wege sie eintritt.

Die Akupunkturlehre ist eine der engeren Verwandten in der Reihe der Vorfahren des chinesischen Heilenergiestrahlers, aber eben nur eine. Es gibt noch etliche Ahnen mehr: Die Sonnenlichttherapie, wie man sie in vielen alten Kulturen, nicht nur bei den Ägyptern, praktiziert hat, die Moxa-Therapie, die Homöopathie und die Dr. Schüßler-Mineraltherapie, um nur einige zu nennen.

Die Akupunktur gilt als eine der ältesten Heilmethoden der Medizin überhaupt. Schriften über sie reichen über 4000 Jahre zurück. 34 Bücher sind es, bekannt als *Nei Ching*. Ihre Fertigstellung dauerte insgesamt 1500 Jahre. Die Traditionelle Chinesische Medizin richtet sich heute noch immer weitgehend nach diesem gewaltigen Werk. Und es ist faszinierend zu sehen, wie die Heiler in China sie nicht als eine einzelne isolierte Therapierichtung sehen. Vielmehr binden sie Akupunktur in das umfassende Paket ihrer anderen Naturheilmethoden ein.

Über den eigentlichen Ursprung der Akupunktur gibt es faszinierende Berichte: In den Kriegswirren vor Jahrtausenden verschwanden plötzlich bei von Pfeilen getroffenen Soldaten jahrelang bestehende Krankheiten auf unerklärliche Weise. Dabei zeigte sich, dass es gleichgültig war, wie groß die Pfeilwunde war. Eine weitaus größere Rolle spielte offenbar die Stelle, an der sich die Wunde befand. Daraus entwickelte sich die Idee, es müsse möglich sein, durch Stiche in die Haut an ganz bestimmten Körperstellen Krankheiten zu heilen.

Damals, in der Frühzeit, benutzten die Heiler Akupunkturnadeln aus Stein, später Nadeln aus Knochen und aus Bambus. Noch später, mit der Entwicklung des Metalls und der entsprechenden Verarbeitungsmöglichkeiten, entwickelte man Nadeln aus Eisen, Silber und anderen Legierungen. Heute verwenden die Akupunkteure Nadeln aus Gold, Silber, Stahl oder Molybdän in unterschiedlicher Länge und Stärke. Seit das AIDS-Gespenst um die Welt geht, setzt sich die Einwegnadel durch. Streit herrscht noch immer unter den Experten, ob das Metall selbst wirkt oder allein die Methode, nach der die Nadeln gesetzt werden.

Die chinesische Akupunkturlehre geht seit langer Zeit davon aus, dass sich die Lebensenergie (Chi oder Ki) in ganz bestimmten Bahnen im Körper bewegt, den sogenannten Meridianen. Diese Leitbahnen stellen ein ähnliches System dar wie der Blut-, Nerven- und Lymphkreislauf.

Dem koreanischen Professor Kim Bong Han gelang es als Erstem, die

Meridiane als ein zusätzliches physiologisches System fotografisch sichtbar zu machen und damit seine Existenz nachzuweisen.

Auf diese Meridiane wirken die Yin- und Yangkräfte in feststehenden Richtungen. Insgesamt unterscheidet man auf den Hauptenergieleitbahnen rund 800 Akupunkturpunkte. Doch laufend werden noch neue entdeckt.

Der Zustand dieser Meridiane lässt sich durch eine besondere Art der Pulsdiagnostik bestimmen. Dadurch ist es möglich, Unausgewogenheiten zwischen Yang und Yin im Körper festzustellen, noch ehe irgendwelche Krankheitssymptome auftreten.

Westliche Wissenschaftler fahndeten lange Zeit vergeblich nach den Akupunkturpunkten der chinesischen Lehre. Allerdings suchten sie das Falsche, nämlich punktförmige Enden von Nervenästen. Akupunkturpunkte aber gibt es nicht, fand jetzt überraschend Hartmut Heine, Anatomieprofessor an der Universität Witten-Herdecke, heraus.

Die Lösung des Rätsels: Das, was wir als Punkt bezeichnen, bedeutet im alten Chinesisch *xue*. Und *xue* heißt Loch, Vertiefung, Öffnung. Professor Heine fand tatsächlich runde bis schlitzförmige Öffnungen in einer Schicht zwischen Haut und Muskulatur. Es handelt sich dabei um kleine Versorgungslöcher, durch die Nerven-Gefäß-Bündel aus der Tiefe nach oben steigen. Von den 361 klassischen Akupunkturpunkten entsprechen 310 genau den von Heine entdeckten Öffnungen.

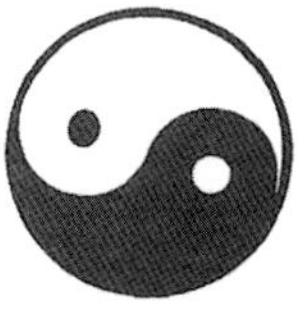

Das Yin-Yang-Zeichen

Altes, chinesisches Symbol für vollkommene Ausgewogenheit zwischen passiven und aktiven, weiblichen und männlichen, ruhenden und dynamischen Anteilen in jedem Menschen. Diese Ausgewogenheit zwischen Yin und Yang ist Voraussetzung für Gesundheit. Krankheit gilt in der chinesischen Lehre als Störung der Harmonie zwischen Yin und Yang. Heilung erfolgt, wenn diese Harmonie wieder hergestellt ist.

Wie stark der Einfluss chinesischen Denkens seit vielen Jahrhunderten bis in die westliche Welt hineingewirkt hat, zeigt sich in historischen oder künstlerischen Darstellungen. Bei einem Besuch auf der Wartburg in Eisenach fand ich das Yin-Yang-Symbol mehrfach auf einer Tür aus dem 16./17. Jahrhundert abgebildet.

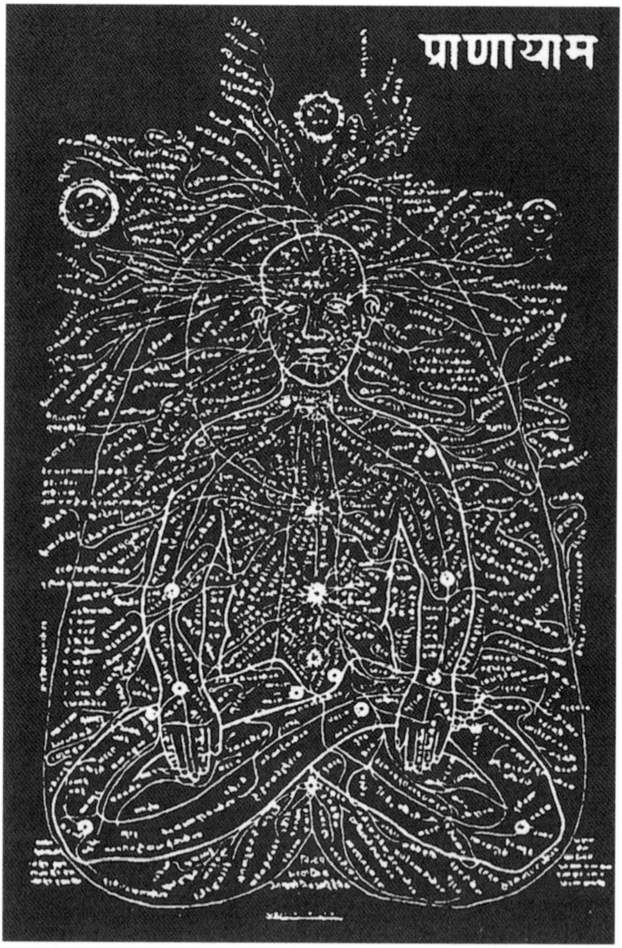

Historische Darstellung einer Chakra- und Naditafel aus Tibet

Außer den sieben Hauptchakren – sie sind die wichtigsten Energieaustauschzentren – zeigt das Bild eine größere Zahl von Nebenchakren, sowie das nahezu unübersehbare Netz von feinen Energiekanälen, den Nadis. Einige überlieferte Texte nennen 350 000 Nadis, durch die kosmische Lebensenergien fließen. Diese vereinigen sich in 14 Hauptnadis (Meridianen), welche eng mit den Chakren zusammenhängen. (Nach Sharamon und Baginski 1992)

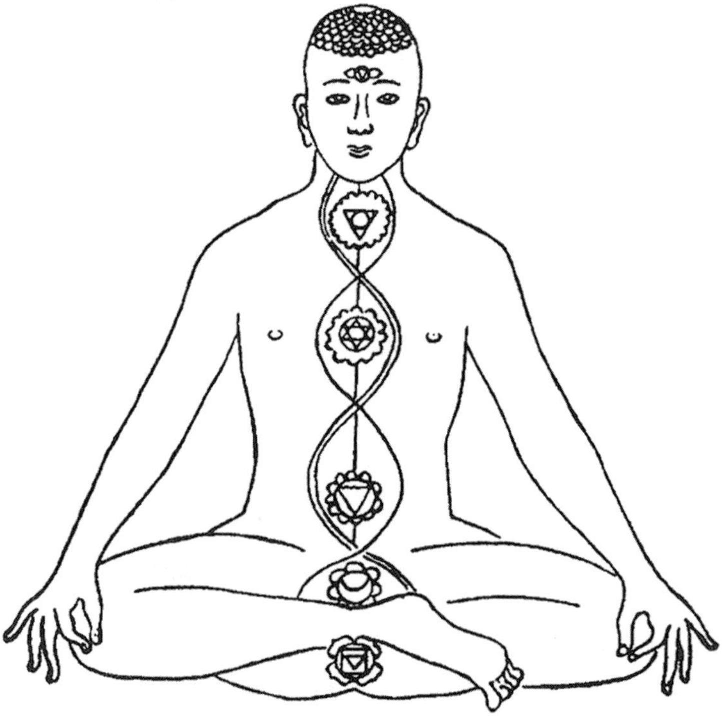

Die sieben Zentren der Lebensenergie (Chakras) und die Bewegung der drei Hauptströme der Lebensenergie (Nadis) im Körper des Menschen

Ähnlich wie nach der alten chinesischen Lehre durchziehen auch nach der überlieferten Vorstellung der Inder Energieleitbahnen den ganzen Körper und leiten Lebensenergie in alle Körperteile. Drei von ihnen sind besonders wichtig: Sushuma entspringt unterhalb des Wurzelchakras, verläuft durch die Wirbelsäule und endet an der Stirn. Die anderen beiden Hauptnadis, Ida und Pingala, umwinden Sushuma in entgegengesetzten Spiralen wie Schlangen. Sushuma ist die zentrale harmonisierende Kraft für den negativ geladenen Ida-Nadi und den positiv geladenen Pingala-Nadi.
Tatsächlich ist die Schlange das Symbol für die sogenannte Kundalini-Energie, die durch den Sushuma-Nadi aufsteigt.

Die Lebensführung entscheidet mit über einen dauerhaften Heilerfolg

Nach der alten überlieferten Auffassung der chinesischen Heilkunst kommt jeder Mensch mit einem bestimmten Vorrat an Lebensenergie Chi zur Welt. Er stirbt, wenn dieser Vorrat erschöpft ist. Die moderne westliche Wissenschaft nimmt an, dass unsere Lebensdauer in unseren Genen vorprogrammiert ist. Im Ergebnis liegen beide Meinungen so weit nicht auseinander. Dennoch bleibt da eine Menge Spielraum, wie wir mit unserem Vorrat an Lebensenergie umgehen: Leben wir nicht in Einklang zwischen Yin- und Yang-Energie, etwa weil wir uns über weite Strecken unseres Lebens zuviel Yang-Stress aussetzen, uns zu wenig bewegen oder uns ungünstig ernähren, so sorgen wir für ein vorzeitiges Aufbrauchen unseres Vorrates an Lebensenergie. Führen wir dagegen unser Leben in Harmonie mit den Kräften der Natur und des Kosmos, indem wir für einen Zustand der Ausgewogenheit auf der körperlichen, psychischen und geistigen Ebene sorgen, so verschleißt unsere Lebensenergie weit weniger. Unsere Chancen auf ein langes und bis ins hohe Alter gesundes Leben erhöhen sich beträchtlich.

Unser Organismus bemüht sich von sich aus ständig, die Yin- und Yang-Balance in jedem einzelnen Organ aufrecht zu erhalten – und noch mehr: Wo diese Kräfteharmonie gestört ist, dort versucht er, sie wieder herzustellen.

Körperliche und seelische Belastungen, negatives Denken, schlechte Ernährungsgewohnheiten und ungünstige Umwelteinflüsse stören diese Fähigkeit zur Selbstregulierung und damit zur Selbstheilung.

Mit dem Energiestrahler aus China steht uns eine ungewöhnlich wirksame Möglichkeit zur Verfügung, die Energiebalance in unserem Körper wieder herzustellen, wenn sie gestört ist. Doch wenn wir dauerhaft gegen die wichtigsten Lebensgrundregeln verstoßen, wird er allein uns nicht retten können. Denn die Energie, die er uns schafft, wird wie bei einem Fass ohne Boden sofort wieder abfließen, wenn unsere Lebensführung nicht stimmt. Dazu ein Beispiel: Ein Alkoholiker, der seinem Körper tagtäglich große Mengen konzentrierten Alkohols zumutet, kann nicht erwarten, dass der China-Energiestrahler seine angegriffene Leber heilt, solange er selbst seine Suchtgewohnheit nicht aufgibt.

Die alten chinesischen Heiler wussten um die Notwendigkeit, Harmonie im gesamten Lebensfeld herzustellen. Deshalb strebten sie immer Heilung auf mehreren Ebenen an. Ihre herausragende Kräuterheilkunde verknüpften sie mit einer Ernährung nach bestimmten Grundelementen. Zusammen mit Akupunktur, Moxa-Therapie, Bewegungsübungen und Meditation ergab sich so das unschätzbare Fundament der Traditionellen Chinesischen Medizin (TCM), die inzwischen auch in den Krankenhäusern des Westens ihren Einzug hält.[6]

Der Heilenergie-Strahler wirkt um so stärker, je mehr unser Leben mit den Gesetzen der Natur und des Kosmos in Einklang steht. Dazu gehört: Durch Meditation, optimale Ernährung und Bewegung einen Ausgleich zwischen Yin- und Yang-Energie schaffen.

Ist das Energiegleichgewicht im Organismus über längere Zeit hinweg gestört, so führt das schließlich zu Symptomen wie Müdigkeit, Kälteempfindlichkeit, Hitzegefühlen, Nervosität, Schlaflosigkeit und Übergewicht. Diese und viele andere Beschwerden, von der westlichen Schulmedizin meist als vegetative Dystonie bezeichnet, sind eindeutige Hinweise des Körpers auf das Bestehen einer Unausgewogenheit zwischen Yin und Yang in einem oder mehreren Organen.

Ein *Yang-Mangel* zeigt sich dabei meist an kalten Händen und kalten Füßen, Müdigkeit bis hin zu starker Erschöpfung, Konzentrationsschwäche und ähnlichen Symptomen.

Auf einen *Yang-Überschuss* deuten Zeichen wie eine rote Gesichtsfarbe, Hitzeempfindungen, Hyperaktivität, Schlafstörungen und schließlich Erkrankungen wie Gallenblasenentzündung, Herzinfarkt und Hirnschlag hin.

Einen *Mangel an Yin* erkennt man an sogenannter Blutarmut, Säftemangel oder Substanzmangel. Er beginnt mit Lichtempfindlichkeit der Augen und übermäßiger emotionaler Empfindsamkeit. Dieser Prozess kann sich bis hin zur Knochenentkalkung steigern.

Ein *Yin-Überschuss* liegt vor, wenn sich Arme und Beine schwer anfühlen, der Kopf helmdruckartig schmerzt, Wasseransammlungen und Übergewicht auftreten.

---

6 Eines der bekanntesten Beispiele ist die TCM-Klinik in Kötzting im Bayerischen Wald. Ihr Gründer ist interessanterweise kein Arzt, sondern ein ehemaliger Patient, dem die Traditionelle Chinesische Medizin auf überzeugende Weise geholfen hat.

Schon anhand dieser Kurzbeschreibung können Sie wahrscheinlich erkennen, in welche Richtung hin Ihr Körper reagiert. Ein genaueres Bild, auch im Hinblick auf die für Sie ungünstige bzw. günstige Ernährungsweise, gibt Ihnen der folgende Kurztest.

TEST: Sind Sie ein Yang- oder ein Yin-Typ?

Kreuzen Sie einfach die Antworten an, die für Sie am besten zutreffen. Nach aller Wahrscheinlichkeit gehören Sie zu dem Typ, bei dem Sie die meisten Antworten angekreuzt haben.

Ist die Zahl Ihrer unter Yin und Yang angekreuzten Antworten ungefähr gleich hoch, so sind Sie ein Mischtyp. Für diesen Fall erfahren Sie hier, wie Sie die Ernährungsweise herausfinden können, die für persönlich am geeignetsten ist.

Yang-Typ

- ☐ Ich fühle mich oft heiß in meinem Körper.
- ☐ Meine Gesichtsfarbe ist rötlich.
- ☐ Meine Stimme ist laut.
- ☐ Ich habe viel Durst.
- ☐ Am liebsten trinke ich kalte Getränke.
- ☐ Ich habe oft Heißhunger.
- ☐ Ich bin ein dynamischer Mensch.
- ☐ Ich arbeite gern und viel.

Mögliche Beschwerden und Krankheiten sind bei mir:

- ☐ Hoher Blutdruck
- ☐ Zahnfleischbluten
- ☐ Gallenblasenentzündung
- ☐ Ischiasbeschwerden
- ☐ Nächtliches Aufwachen

Yin-Typ

- □ Ich leide öfters unter Müdigkeit.
- □ Ich leide manchmal unter Konzentrationsmangel.
- □ Meine Gesichtsfarbe ist blass.
- □ Ich habe öfters kalte Hände und/oder kalte Füße.
- □ Ich habe wenig Durst.
- □ Ich trinke gern heiße Getränke.
- □ Ich habe öfters Heißhunger auf Süßes.

Mögliche Beschwerden und Krankheiten sind bei mir:

- □ Zu niedriger Blutdruck
- □ Völlegefühl und Blähungen nach dem Essen
- □ Anfälligkeit für Erkältungskrankheiten
- □ Übergewicht, Bindegewebsschwäche
- □ Menstruationsbeschwerden
- □ Neigung zu Wasseransammlungen im Gewebe (Ödeme)

Yin- oder Yang-Typ: Die richtige Ernährung wählen

Wenn Sie auf Grund Ihrer überwiegend unter **Yang** angekreuzten Antworten feststellen, dass Sie einen *Yang-Überschuss* haben, dann gelten für Sie folgende Ernährungsempfehlungen:

Vermeiden Sie folgende Nahrungsmittel:

- Kaffee, Rotwein, hochprozentigen Alkohol,
- salzige Speisen,
- scharfe Gewürze,
- Knoblauch, rohe Zwiebeln, Lauch, Meerrettich,
- Lamm- und Schweinefleisch,
- scharf gebratene Speisen,
- alles Geräucherte.

Empfehlenswerte Nahrungsmittel:

- Frisches Obst,
- Salat, Sprossen, Weizengras, Retti ch,
- Gedünstete Gemüse: Chinakohl, Auberginen, Mangold, Spinat, Sellerie, Spargel, Zucchini, Kohlrabi, Champignons, Tomaten,
- kleine Mengen: Joghurt, Kefir, Dickmilch,
- Getreide: Weizen, Dinkel, Vollkornreis.

Empfohlene Getränke:

- Wasser, Früchtetee, Fruchtsäfte, Weizenbier

Empfohlene Süßigkeiten:

- Studentenfutter, honiggesüßte Plätzchen

Falls Sie die meisten Antworten unter dem **Yin-Typ** angekreuzt haben, gelten für Sie folgende Ernährungsempfehlungen:

Vermeiden Sie folgende Nahrungsmittel:

- Südfrüchte,
- Milchprodukte,
- Fabrikzucker und zuckerhaltige Getränke und Speisen,
- Rohkost,
- Eisgekühlte Getränke,
- Weißwein, Früchtetee, Pfefferminztee, Schwarzen Tee.

Empfehlenswerte Nahrungsmittel:

- Rindfleisch- und Hühnersuppe,
- Kleine Mengen Fleisch: Rind, Kalb, Lamm und Wild,
- alle Fischsorten,
- Gemüseeintopf,

- Gemüse: Karotten, Kürbis, Fenchel, Rotkohl, Weißkohl, Wirsing, Lauch, Bohnen, Zwiebel, Knoblauch, Meerrettich, Mais,
- Getreide: Hirse, Buchweizen, Grünkern, Polenta, geröstete Haferflocken,
- Hülsenfrüchte,
- Kleine Mengen scharfer Gewürze.

Empfohlene Getränke

- Fencheltee, Yogitee, Glühwein, heißer Reiswein (Sake), roter Traubensaft

Empfohlene Süßigkeiten:

- Studentenfutter, Früchteriegel, Kompott, Trockenfrüchte[7]

Falls Sie ein Mischtyp zwischen Yin und Yang sind…

Hat der Test bei Ihnen keine eindeutige Zuordnung zum Yin- oder Yang-Typ ergeben, so bedeutet das: Einige Organe neigen bei Ihnen zu Hitze, andere zu Kälte. Es empfiehlt sich dann, die Ernährungsempfehlungen für beide Typen miteinander so zu kombinieren, wie sie nach Ihrem Empfinden geeignet sein könnten.

Spüren Sie einfach in sich hinein! Nehmen Sie bewusst wahr, welche Empfindungen der Genuss einer Speise bei Ihnen auslöst. Ihre persönliche Erfahrung ist der wichtigste Maßstab dafür, ob Ihnen diese Speise wirklich guttut oder nicht.

Probieren Sie einfach selbst aus: Trinken Sie zum Frühstück ein Glas Orangensaft und essen Sie lediglich frisches Obst! Wie fühlen Sie sich nach diesem Frühstück? Obst und vor allem Südfrüchte wirken auf den Organismus abkühlend. Wenn Sie also frieren und sich am liebsten gleich wieder in Ihr Bett zurückziehen möchten, so ist das ein Zeichen für das energetische

7 Nähere Einzelheiten zur chinesischen Ernährungslehre finden Sie in dem Buch von Barbara Temelie und Beatrice Trebuth: Das Fünf Elemente Kochbuch: Die praktische Umsetzung der Chinesischen Ernährungslehre für die westliche Küche, Oy-Mittelberg 2009

Defizit, das dieses Frühstück bei Ihnen bewirkt. Ihre Reaktion weist auf einen Yin-Überhang hin.

Fühlen Sie sich nach diesem Frühstück dagegen erst richtig wohl, erfrischt und voll Tatendrang, so neigen Sie wahrscheinlich zu einer heißen Konstitution, zu einem Yang-Überhang. Das abkühlende Obst war dann genau das Richtige für Sie.

Bewegung: Anregen der Lebensenergie

Unser ganzer Körper ist auf Bewegung hin angelegt. Über ihre gesamte Entwicklungsgeschichte hinweg haben sich die Menschen stets bewegt. Bewegung war unerlässlich bei der Jagd, bei Flucht und Angriff, beim Sammeln von Beeren und Wildfrüchten, später bei der Bestellung der Äcker und beim Ernten der Feldfrüchte. Erst in unserer Zeit verlernen die Menschen immer mehr, sich zu bewegen. Sie hocken in ihren Autos, vor Schreibtischen, Computern, und in ihrer Freizeit sitzen sie vor Fernsehgeräten und Videospielen. Selbst bei jungen Menschen verkümmern die Muskeln und Bandscheiben. Jeder gesunde Mensch, der sich einige Wochen lang ins Bett legt, wird krank. Seine Muskeln verkümmern und sein Stoffwechsel gerät in Unordnung. Wir wissen das, und dennoch verhalten sich viele Menschen so, als wäre Bewegung etwas, das man möglichst vermeiden sollte.

Auf welche Weise genau Bewegung unseren Körper so positiv beeinflusst, ist in unserer westlichen Kultur immer noch Gegenstand wissenschaftlicher Untersuchungen. Dass Bewegung eine günstige Wirkung zum Beispiel bei hohem Blutdruck hat, ließ sich in einer Versuchsreihe mit 23 Männern zeigen, die unter Bluthochdruck litten. Sie durchliefen ein leichtes Übungsprogramm mit 20 Minuten Gymnastik und 30 bis 35 Minuten Lauftraining je zweimal pro Woche. Der Blutdruck ging bei ihnen um durchschnittlich acht Prozent zurück.[8] Eine andere Untersuchung in Amerika stützte sich auf 656 Männer mit Bluthochdruck. Ihnen mutete man ein vergleichsweise härteres Trainingsprogramm zu und erreichte einen durchschnittlichen Rückgang des Blutdrucks um 15 Prozent.[9]

---

8 Boyer, J./Katsch, F.: Exercise Therapy in Hypertensive Men, JAMA 21, 10, 1970

9 Kime, Zane R.: Sonnenlicht und Gesundheit, 3. Aufl., Ritterhude 1995

Grundsätzlich eignet sich jede Art der Bewegung, um mehr Gesundheit zu erreichen: Joggen, Schwimmen, Radfahren, Spazierengehen, Wandern, Handball- und Basketballspielen, Springen auf dem Trampolin – alles, woran Sie Freunde haben. Freude ist das Entscheidende. Denn eine lästige Pflichtübung wird auf die Dauer keinen hohen gesundheitlichen Wert für uns haben. Außerdem ist die Gefahr größer, dass wir sie nicht über längere Zeit durchhalten werden.

Besonders günstig und relativ leicht durchzuführen sind die chinesischen Chi-Gong-Übungen. In China praktizieren sehr viele Menschen solche Übungen, weil sie wissen, wie gut sich auf diese Weise die Lebensenergie Chi anregen lässt. In den Arbeitspausen sieht man sie in den Parks der chinesischen Städte, wie sie sich neue Energie zuführen. Gerade für Menschen, die eine sitzende Bürotätigkeit ausüben, ist das ein hervorragender Ausgleich, den auch die Menschen bei uns im Westen dringend gebrauchen könnten.

Wir sind, was wir den ganzen Tag lang denken

Wir sind das, was wir den ganzen Tag lang denken. Mit unseren Gedanken gestalten wir unsere Welt. Jeder Gedanke verändert unsere Wirklichkeit. Geben wir Gedanken voll Ärger, Wut, Hass in unserem Leben Raum, so erlauben wir ihnen, mit ihren schädlichen Energien über unser Leben zu bestimmen. Sie machen uns krank.

Zwar ist es keine akzeptable Lösung, negative Gedanken und Gefühle zu verdrängen. Doch wir können sie zur Kenntnis nehmen und dann wieder loslassen, damit sie unser Leben nicht unnötig stark beherrschen. Dazu gibt es einfache Loslass-Übungen, die ursprünglich aus dem Buddhismus stammen, aber bei uns im Westen immer mehr Verbreitung finden, weil sie eine wirklich gute praktische Lebenshilfe bedeuten.

Denken wir anerkennend, liebevoll annehmend gegenüber uns selbst und gegenüber den Menschen in unserer Umgebung, so verbreiten sich diese Gedanken. Sie erfüllen unser Leben. Senden wir dagegen Hass aus, so kehrt Hass zu uns zurück. Senden wir Liebe aus, so empfangen wir Liebe.

Probleme gibt es immer. Sie wird es auch weiter geben. Nur: Wer auftretende Schwierigkeiten mit Gelassenheit angeht, wird immer die besseren Lösungen finden – und dabei gesünder bleiben.

Angst ist kein guter Ratgeber. Das Wort Angst kommt von Enge. In der Tat: Angst macht eng. Wir verkrampfen uns, vergeuden Energie und werden krank davon.

Das Loslassen von Ärger und von negativen Gedanken lässt sich am besten lernen, wenn wir unser Bewusstsein regelmäßig trainieren. Fällt es uns selbst in der konkreten Situation auf, dass wir wieder einmal negativ gedacht haben, so ist damit schon ein entscheidender Schritt getan, um negatives Denken zu überwinden. Wir können uns dann darauf konzentrieren, Gefühle wie Ärger, Wut, Hass loszulassen und aus uns abfließen zu lassen. Meditative Methoden helfen dabei sehr gut. In der Meditation können wir uns das Abfließen aller negativen Gedanken konkret als Bild vorstellen. Ebenso ist es möglich, sich den erwünschten Heilungserfolg bei Krankheiten konkret in Bildern vorzustellen. In den USA hat man mit dieser Methode sehr gute Heilerfolge besonders bei Krebskranken erzielt. Sie stellten sich im Zustand tiefer Entspannung unter therapeutischer Anleitung vor, ihre Abwehrzellen seien Haifische, welche die kranken Krebszellen auffressen.[10]

Heilung ist immer Selbstheilung. Wer regelmäßig meditiert, ist entspannter. Eine Fülle von Untersuchungen beweist das. Wer entspannt ist, reagiert gelassener in jeder Situation. Er trifft seine Entscheidungen ohne Hektik und ist leistungsfähiger. Die Zukunft in einer immer hektischer sich um sich selbst drehenden Welt gehört dem Meditierenden.

Ob Sie eine meditative Entspannung über ein Bild, durch Worte (Mantras), Autogenes Training oder Atemübungen anstreben, ist im Grunde ganz gleich. Alle Wege führen zum Ziel. Anleitungsbücher, Kurse und Selbsthilfegruppen können Ihnen helfen, die für Sie ganz persönlich am besten geeignete meditative Entspannungsmethode herauszufinden.

---

10 Simonton O. Carl, Matthews Simonton Stephanie, Creighton James, zur Nedden Modeste: Wieder gesund werden. Eine Anleitung zur Aktivierung der Selbstheilungskräfte für Krebspatienten und ihre Angehörigen. Mit CD. Übungen zur Entspannung und Visualisierung nach der Simonton-Methode, Reinbek bei Hamburg 2001

Rückmeldungen von Ärztinnen und Ärzten über ihre Arbeit mit der China-Lampe

In diesem Kapitel finden Sie Rückmeldungen von Ärztinnen und Ärzten, die ihre persönlichen Erfahrungen mit der Anwendung des China-Heilstrahlers wiedergeben.

Frau Dr. U. O., Fachärztin für Anaesthesie, Schmerztherapie, Akupunktur, TCM auf Juist, berichtet über ihre eigenen Erfahrungen mit der Anwendung der TDP-Therapielampe in ihrer Praxis:[11]

„Ich benutze die TDP-Lampe als geruchlose Alternative zum klassischen Moxen, mit den allerbesten Erfolgen. Patienten berichten über ein angenehmes Wärmegefühl, das sich vom Ort der Bestrahlung im ganzen Körper ausbreitet und auch noch lange Zeit danach anhält.

Die Bestrahlungsdauer beträgt 20—30 Minuten, wobei die Platte gut vorgeheizt sein sollte. Zunächst die Platte für ca. 5 Minuten in geringem Abstand über die zu bestrahlende Fläche oder den Punkt platzieren, bis die Wärme unangenehm wird, dann die Lampe etwa in 30 cm Abstand platzieren.

Mit deutlich schneller Besserung ist zu rechnen bei: Akuter Sinusitis (Bestrahlung 3 x täglich für 30 Minuten, selbst ausprobiert), akuter Infekt der oberen Atemwege, sowie auch bei akuter Bronchitis, sogar auch stark lindernd bei chronischer Bronchitis (dann Bestrahlung 45 Minuten zur Nacht).

Muskuläre Verspannungen werden positiv beeinflusst, dadurch verschwindet auch ein Großteil der chronischen Kopfschmerzen.

Die Wundheilung sowie auch der Reparaturprozess bei Knochenbrüchen werden signifikant beschleunigt.

Akute Gelenkschmerzen durch Trauma, d.h. Verstauchung, Prellung, sind schon nach 2 bis 3 maliger Anwendung fast nicht mehr zu spüren.

---

11 Namen und persönliche Daten dieses und der folgenden Berichte sind dem Autor bekannt, werden hier aber aus Datenschutzgründen nicht voll wiedergegeben.
Quelle: http://www.tdp.-lampe.de/referenzen.htm, abgefragt am 02.05.2012

Auch bei Aktivierter Gonarthrose (Arthrose im Kniegelenk)[12] oder akutem Schub einer Rheumatoiden Arthritis, bei der normalerweise Wärme kontraindiziert ist und Wärme vom Patienten nicht toleriert wird, wird die Wärmestrahlung der TDP-Lampe als wohltuend und lange nachwirkend empfunden, und die akute Entzündung klingt, auch ohne Tabletten, in kurzer Zeit ab.

Insgesamt kann ich die TDP-Lampe *jedem* (auch privat zur Prophylaxe) allerwärmstens und uneingeschränkt empfehlen. Ich würde meine Lampen nicht mehr missen wollen!"

Dr. H. A., Arzt für Allgemeinmedizin in A., schreibt:

„Ich wende seit 4 Monaten, mit sehr gutem Erfolg, die TDP-Lampe an. Im Gegensatz zur Rotlicht- oder Mikrowellenbehandlung, berichten die Patienten über ein länger anhaltendes angenehmes Wärmegefühl. Man kann auch entzündliche Bereiche, die durch Wärmeanwendungen üblicherweise verschlimmert werden, mit der TDP-Lampe therapieren und sieht einen schnellen therapeutischen Erfolg. Einige Patienten berichten schon nach den ersten beiden Anwendungen über eine spontane Besserung ihres Beschwerdebildes. Insbesondere die lumbalgieformen (Hexenschuss ähnlichen) Beschwerdebilder mit tastbar kalten Nierenreflexzonen können deutlich gebessert werden. Auch HWS-Beschwerden und Herdbelastungen im Kopfbereich (Zahnherde, Nebenhöhlenherde) sprechen gut auf die Therapielampe an."

Herr K.S., Facharzt für Allgemeinmedizin, Chirotherapie, Sportmedizin, Akupunktur, Naturheilverfahren, Ernährungsmedizin in L. berichtet:

„Seit einiger Zeit arbeite ich nun auch mit der chinesischen TDP-Lampe. Insbesondere im muskulären Bereich bei Spastiken, Verspannungen, Bewegungseinschränkungen zeigen sich sowohl objektiv als auch subjektiv

12 Die in Klammern gesetzten Übersetzungen und Erläuterungen einzelner medizinischer Fachbegriffe sind durch den Autor hinzugefügt worden.

erstaunliche Ergebnisse.

Die Patienten spüren die tiefgehende Wärme und bemerken schneller ein Lösen von Verspannungen sowie damit verbunden auch eine schnellere Schmerzreduktion. Die positiven Ergebnisse in der Anwendung der TDP-Lampe haben mich dazu veranlasst, mir noch eine weitere Lampe anzuschaffen.“

Dr. P. U. aus F. schreibt:

„Weiterhin setze ich die TDP-Lampe mit gutem Erfolg in der Schmerztherapie und zur Behandlung von Infekten ein, insbesondere auch in Kombination mit der Akupunktur. Auch während unserer Umzüge mit vielen schweren Bücherkisten, Gerätschaften und Geschirr war sie ein Segen für uns selbst, zur Linderung von Verspannungen und Muskelschmerzen.“

Heilungsberichte von Patientinnen und Patienten

Heilungsbeispiel: Knochenentzündung am Kiefer, Infektionsneigung, Nackenverspannungen, Darmstörungen

Frau D. K., von Beruf Rechtsanwältin, berichtet:[13]

„... Die ‚Chinesische Wunderlampe‘ möchte ich nicht mehr missen! Einige Symptome haben sich wesentlich, zumindest aber merklich gebessert. Dass ich die Kieferostitis (Entzündung des Kieferknochens) fast ohne Zahnschmerzen überstanden habe, war eine signifikante Erfahrung für mich. Darüber hinaus hat sich aber auch meine Infektionsneigung – gerade jetzt während der Grippeepidemie – merklich reduziert. Mit Nackenverspannungen habe ich so gut wie gar nicht mehr zu tun, was aber wohl auch an meiner regelmäßigen Massage liegen mag. Auffallend ist für mich die Beobachtung, dass sich möglicherweise meine Darmbefindlichkeiten bessern. Ob

---

13 Dieses und etliche der folgenden Heilungsbeispiele hat mir Kurt Strohecker freundlicherweise überlassen. Weitere hier wiedergegeben Heilungsberichte stammen aus der Forschungsarbeit des *Arbeitskreises: Gesund leben*. Namen und Anschriften der Verfasserinnen und Verfasser der einzelnen Heilungsberichte sind dem Autor bekannt.

dies nur der ‚Placebo-Effekt' ist, werde ich selbstverständlich kritisch prüfen.

Erstaunlich ist, dass sich zwischenzeitlich auch meine Familie von der Lampe beeindrucken lässt. So habe ich vor kurzem meinen Freund dazu bewegen können, die Lampe doch einmal wegen seiner vereinzelten Neurodermitis-Stellen auszuprobieren. Dem typisch männlichen Knurren (‚Du spinnst!') ist mittlerweile an den Wochenenden ein gewisser Wettlauf gewichen, wer die Lampe zuerst bekommt...!"

Heilungsbeispiel: Chronische Neurodermitis

Herr Dr. G. F. aus S. schreibt:

„... Meine Frau leidet im Bereich der Handgelenke an einer chronischen Neurodermitis. Insbesondere im Frühjahr führt dies regelmäßig zu erheblichen Veränderungen der betroffenen Hautpartien, verbunden mit starkem Juckreiz. Mit Hilfe der Lampe gelang es, die Beschwerden meiner Frau so weit zu lindern, dass Veränderungen der Haut optisch kaum noch wahrzunehmen sind und der Juckreiz weitgehend nachgelassen hat. Wir gehen davon aus, dass bei Fortsetzung der Behandlung die Beschwerden völlig verschwinden werden.

Wir danken für den Hinweis auf dieses Gerät und wünschen, dass es noch vielen Menschen helfen möge..."

Heilungsbeispiel: Chronische Schuppenflechte

Frau E. K. aus Albersdorf berichtet:

„29 Jahre lang habe ich die Schuppenflechte gehabt und in dieser Zeit sehr viele Therapien mitgemacht – von Kortisonbehandlungen bis zur Akupunktur -, die alle keine dauerhafte Besserung brachten. Sogar ‚Besprechen' habe ich es lassen. Erst das 14tägige Bestrahlen mit der Chinesischen ‚Energielampe' hatte wirklich Erfolg."[14]

---

14 Arndt, Ulrich: Chinas Wunderlampe, in: Esotera 12/95, 58–61

Heilungsbeispiel: Chronische Bronchitis

Herr J. B. aus F. schreibt:

„... Fast ein Jahr lang hatte ich eine schlimme Bronchitis, so dass ich Tag und Nacht husten musste. Medikamente halfen kaum! Nach den ersten Bestrahlungen mit dem Energieheilgerät konnte ich nachts schon durchschlafen. Nach weiteren Bestrahlungen musste ich kaum noch husten. Ich werde die Bestrahlung fortsetzen und bin überzeugt, dass die Bronchitis in absehbarer Zeit ganz ausgeheilt ist..."

Heilungsbeispiel: Starke Schmerzen im Knie mit Schmerzstrahl vom Knöchel bis zur Bandscheibe, Schlafstörungen infolge der Schmerzen

Herr L. aus T. berichtet in einer Art Protokoll über seine Krankheitssymptome und über den Verlauf der Behandlung mit der Chinalampe:

„Beschwerden im rechten Knie außen mit Schmerzstrahl vom Knöchel bis zur Bandscheibe. Keine Belastung (auch nur Spaziergang) mehr möglich. Schlafstörungen wegen starker Schmerzen in allen oben genannten Bereichen.

1. Behandlungstag: Schmerzpunkt Knie, A-Punkt 22 und Bandscheibe je 15 Minuten.
   Ergebnis: dumpfes Schmerzgefühl nimmt merklich ab, Schmerz im Knie bei Belastung noch da.
2. bis 6. Behandlungstag: gleiche Behandlung von je 15 Minuten Dauer.
   Ergebnis: Nach der 6. Behandlung ist eine Belastung von 30 Minuten schmerzfrei möglich. Danach treten die oben angegebenen Beschwerden wieder auf. Nach einer kurzen Pause ist nur noch ein leichter Schmerz spürbar, der jedoch nach der abendlichen Behandlung verschwindet.

Während der dreitägigen Behandlungspause hatte ich das Gefühl, weitermachen zu können. Eine Verschlechterung trat nicht ein.

Der folgende Behandlungsblock von weiteren sechs Tagen wurde auf 20 Minuten pro Punkt verlängert und wie oben durchgeführt.

Nach der zweiten Ruhephase und im Anfang der dritten Behandlung möchte ich, was meine Person betrifft, Folgendes sagen: Durch die Behandlung mit diesem Energieheilgerät sind meine Beschwerden so weit zurückgegangen, dass Belastungen von zwei bis drei Stunden bei Spaziergängen möglich sind.

Bei normalem Bewegungsablauf während des Tages bin ich total schmerzfrei und benötige keinerlei Hilfsmittel (Stützstrumpf, Salben usw.) mehr.

Ich hoffe, dass die Behandlung weiterhin so erfolgreich verläuft und würde mich freuen, wenn auch in anderen Bereichen der Erfolg so sichtbar wird."

Heilungsbeispiel: Über 15 Jahre hinweg wiederkehrende Beschwerden der Halswirbelsäule mit Ausstrahlung zum rechten Schulterblatt und der rechten Oberarm-Außenseite

Herr Dr. P.W. aus H., Arzt für Neurochirurgie und Leitender Arzt im Therapiezentrum K. in P., behandelte seine Ehefrau mit dem Energiestrahler. Er berichtet über Diagnose und Behandlungsverlauf:

„Meine Ehefrau, R. W. geb. A., geboren am 7.4.1952, leidet seit der ersten Schwangerschaft 1980 unter rezidivierenden (ständig wiederkehrenden) Halswirbelsäulen-Beschwerden mit einer Ausstrahlung zum rechten Schulterblatt und rechter Oberarm-Außenseite. Im Rahmen einer beruflichen Tätigkeit in einem Krankenhaus mit einer nahezu ausschließlichen Tätigkeit an Schreibmaschine und Computer kam es zu einer lange anhaltenden Schmerzsymptomatik mit einer Schmerzausstrahlung in den rechten Arm. Im Rahmen der damaligen Therapie erfolgte sogar eine BG-ärztliche (BG = Berufsgenossenschaft) Untersuchung mit der Diagnose degenerativer Veränderungen der HWS (Halswirbelsäule).

Im Laufe der Jahre entwickelte sich ein unterschiedlich ausgeprägtes Schmerzbild, das meine Frau weitgehend verdrängte, darüber nicht klagte. Gelegentliche Antiphlogistikaeinnahme (entzündungshemmende Mittel), gelegentlich Krankengymnastik, gelegentlich familienintern Massage der Halswirbelsäule bzw. leichte manuelle Extension (Dehnung der Halswirbelsäule mit den Händen).

Neurologischer Befund: Hypästhesie (verminderte Empfindlichkeit bei Berührung) im Dermatom (Bezeichnung für den von einem Rückenmarksnerv versorgten Hautbereich) nach Operation eines Bandscheibenmassenvorfalls LKW 5/SWK1.

… begann ich bei meiner Frau mit einer Bestrahlung mit dem Heilenergiestrahler an den Punkten 13 und 6 und an beiden Händen an dem Punkt 19. Diese Behandlung führten wir sieben Tage regelmäßig abends in Ruhe durch. …Während der Behandlung wurde von meiner Frau ein angenehmes Wärmegefühl und eine allgemeine Entspannung im Körper geschildert… In gleicher Weise führten wir nach einer dreitägigen Behandlungspause die Bestrahlungsserie für weitere sieben Tage durch. Während dieser sieben Tage wurde von meiner Frau eine Schmerzminderung, sehr skeptisch, misstrauisch, berichtet.

Wir machten erneut eine dreitägige Pause mit nachfolgender siebentägiger Bestrahlung der Halswirbelsäule und der Hände.

Seit dieser Zeit ist meine Frau bis zum heutigen Tag schmerzfrei und beginnt im Freundekreis bei Wirbelsäulenschmerzen unsere Lampe zu empfehlen und, wie sie mir sagte, zu verleihen.

Die Halswirbelsäule ist zur Zeit bis zur endgradigen Bewegung schmerzfrei, deutliche lockere paravertebrale (neben der Wirbelsäule gelegene) Muskulatur."

Heilungsbeispiel: offenes Bein

Frau B., 70 Jahre alt, litt rund 40 Jahre lang unter einem offenen Bein. Keiner der vielen Ärzte, die sie während dieser Zeit aufsuchte, hatte ihr helfen können. Auch allerlei Naturheilmethoden, die sie ausprobierte, brachten keinen Erfolg. Da sie zunehmend hilfloser wurde, brauchte sie in letzter Zeit eine Pflegerin.

Durch eine Nachbarin, die sie manchmal besuchte, erfuhr sie von der Wunderlampe aus China. Sie lieh sich zunächst die Lampe ihrer Nachbarin. Nach wenigen Bestrahlungen spürte sie, dass ihr Bein zu heilen anfing. Daraufhin kaufte sie sich selbst einen Energiestrahler. Die Anwendungen dauerten etwa fünf oder sechs Monate. Dann war ihr Bein völlig geheilt. Ihr Sohn entließ die Pflegerin. Frau B. war jetzt wieder selbst imstande, sich zu versorgen.

Heilungsbeispiel: Chronische Kieferentzündung, Bluthochdruck

Herr D. G. aus K. litt seit 15 Jahren unter einer Entzündung des Kieferknochens, die allen Behandlungen mit Antibiotika widerstand. Diese Krankheit beeinträchtigte ihn sehr. Er wurde depressiv, saß nur noch zu Hause herum und weinte viel.

Durch eine Bekannte hörte er von der Chinalampe. Er lieh sich das Gerät bei ihr aus und spürte schon nach einigen Bestrahlungen ein Nachlassen seiner Schmerzen. Daraufhin bestellte er sich selbst eine Lampe. Nach einigen Monaten arbeitete er wieder in seinem Garten, er lachte wieder und fuhr mit seiner Frau in Urlaub. Ihm ging es deutlich besser. Nebenbei stellte sich heraus, dass seine ständig überhöhten Blutdruckwerte sich normalisierten. Nach ungefähr einem Jahr hatte er kaum noch nennenswerte Beschwerden.

Heilungsbeispiel: Chronische Rückenschmerzen

Frau D. O., 61 Jahre alt, litt seit 16 Jahren ständig unter Rückenschmerzen. Ihr Hausarzt hatte ihr immer wieder Spritzen gegeben, doch ohne Erfolg. Auch Massagen und chiropraktische Therapieversuche hatten keine nennenswerte Besserung gebracht. Dann erfuhr sie „durch Zufall" von der „Chinesischen Wunderlampe". Nach etwa vier Monaten Bestrahlung war sie von ihren Schmerzen endgültig befreit.

Heilungsbeispiel: Mykose (Pilzerkrankung) an den Fingernägeln

Frau C. F. litt seit Jahren an einer Nagelpilzerkrankung. Ihre Fingernägel waren stark vom Pilz zerfressen. Die von ihrem Hausarzt verordneten Medikamente brachten keinerlei Erfolg. Seit sie die „Chinesische Wunderlampe" benutzte, wuchsen die Nägel gesund nach. Dauer der Behandlung: sieben Monate.

Heilungsbeispiel: Schuppenbildung auf der Kopfhaut

Frau Y. U., 85 Jahre alt, litt unter sehr starker Schuppenbildung auf der

Kopfhaut. Die Mittel, die ihr der Hautarzt verschrieb, brachten keine Hilfe. Auf Empfehlung ihrer Angehörigen setzte sie dann den Heilenergiestrahler ein. Fünf Bestrahlungseinheiten hielt sie durch. Die Schuppenbildung ließ deutlich nach. Dann brach sie die Behandlung mit der Lampe ab und nahm wieder Medikamente ein. Daraufhin begann auch ihre Kopfhaut wieder stärker abzuschuppen.

Heilungsbeispiel: Schuppenflechte (Psoriasis)

Herr C. G. litt seit vielen Jahren unter Schuppenflechte am Bein. Am rechten Knie hatte er eine Stelle in der Größe eines Zwei-Euro-Stücks. Er litt immer wieder unter Knieschmerzen. Die Ärzte konnten ihm nicht helfen. Nachdem er einige Monate lang den Heilenergiestrahler einsetzte, ließen die Schmerzen nach. Die Stelle am Knie heilte ab. Man sieht heute nur noch eine leichte Hautverfärbung dort, wo er Schuppenflechte hatte. Inzwischen kann Herr G. wieder Handball spielen.

Heilungsbeispiel: Schlaganfall

Herr K., 58 Jahre alt, erlitt beim Feiern auf einer Party einen Schlaganfall. Der Notarzt kam sehr spät, erst nach einigen Stunden. Schon im Krankenhaus benutzte Herr K. die Chinalampe. Nach zwei Wochen konnte er entlassen werden. Freunden, die ihn besuchen wollten, kam er zu Hause an der Tür entgegen. Er konnte sich völlig normal bewegen und hatte keinerlei Lähmungserscheinungen.

Heilungsbeispiel: Fisteln in der Achselhöhle

Herr P. leidet seit Jahren unter Fisteln in der Achselhöhle. Seit etwa fünf Monaten benutzt er den Heilenergiestrahler. Die Fisteln bilden sich deutlich zurück. Sie sind aber noch nicht ganz abgeklungen. Wahrscheinlich wird die Behandlung noch weiter fortgeführt werden müssen.

Heilungsbeispiel: Tiefe Schnittwunde am Finger

Frau W. erlitt beim Brot schneiden eine tiefe Schnittwunde am Finger, die eigentlich im Krankenhaus hätte genäht oder geklammert werden müssen. Doch Frau W. wollte nicht ins Krankenhaus. Sie bestrahlte die Wunde mit der „Chinesischen Wunderlampe." Nach einer Woche war die Wunde vollständig verheilt. Man sah fast keine Narbe. Der Heilungsprozess war ungewöhnlich schnell und glatt verlaufen.

Heilungsbeispiel: Arthrose in der rechten Hand und im Knie

Frau S. leidet seit vielen Jahren unter Arthrose in der rechten Hand und im Knie. Die Ärzte konnten ihr nicht helfen. Sie sagten ihr, das seien Verschleißerscheinungen, mit denen sie sich in ihrem Alter von 60 Jahren abfinden müsse. Seit fünf Monaten benutzt Frau S. regelmäßig die Chinalampe. Inzwischen kann sie wieder Radfahren und kochen.

Heilungsbeispiel: Schlafstörungen, Angina pectoris Anfälle

Frau K. S. aus W. schreibt:

„Nachdem ich nun die Energielampe einige Wochen ausprobieren konnte, kann ich Ihnen mitteilen, dass ich sehr zufrieden mit der Wirkung bin. Ich wende die drei ‚Übungen' an, die Sie mir nannten, und bin damit gut gefahren. Dann setzte ich bewusst sehr lange aus und konnte dann irgendwann feststellen, dass mein Energiepegel wieder fiel – ich spürte es deutlich. Das war ein absichtlicher Versuch und er war klar.

Meine Mutter, 82 Jahre, behandelte ich auf Schlafstörungen. Gleich im ersten Durchgang konnte sie nach zwei bis drei Mal mehr Nachtruhe finden. Und das Schönste dabei ist, dass sich die Angina pectoris-Anfälle drastisch verringerten. Dieser Erfolg und die umständlichen Terminabsprachen für die Bestrahlungen bei mir in der Wohnung konnten sie ganz schnell dazu bringen, selbst eine Lampe zu bestellen.

Sie sehen, … ich bin zufrieden…"

Heilungsbeispiel: Bluthochdruck, Herzrhythmusstörungen, Schlafstörungen, schwere Angstzustände

Frau J. aus H. schreibt:

„... möchte ich Ihnen heute Bericht erstatten, wie es mir bisher mit der ‚Wunderlampe' erging und Sie zugleich um Antwort bitten, wenn Sie einen Rat haben, wie ich es in der Anwendung vielleicht besser machen könnte.

Ich habe nun genau 5 Dekaden hinter mir und denke, dass mir die Lampe schon recht gut getan hat. Für die sehr gute und ausführliche Gebrauchsanweisung möchte ich Dank sagen. Sie haben diese Aufgabe bestens gelöst.

Und nun darf ich sagen, wo meine Beschwernisse zu finden sind, und wie ich versuche, dagegen anzugehen, denn nur dann darf ich erwarten, dass Sie vielleicht Verbesserungsvorschläge haben. Natürlich erwarte ich nicht, dass jahrelange, behandlungsresistente Leiden in so kurzer Zeit verschwinden, besonders dann nicht, wenn sie psychisch bedingt sind. So habe ich seit vielen Jahren aufregungsbedingte Hypertonie, Herzrhythmusstörungen, Schlafstörungen und schwere Angstzustände, die wiederum den Blutdruck sehr ungünstig beeinflussen. Daher dachte ich, vordringlich die Angstzustände (Nerven) zu behandeln, was wohl dem Blutdruck hilft und der Depression. Ich habe also wie folgt behandelt: von 17:00-18.00 Uhr = 15 Minuten Punkt 2, 25 Minuten Punkt 7 und je fünf Minuten Punkt 11 und 12. Vor dem Schlafen gehen noch je zehn Minuten Punkt 10, zusammen also 80 Minuten.

Die Bestrahlung hat, wie Sie sagten, eine wunderbar beruhigende Wirkung, so dass ich denke, dann wirkt sie auch den Beschwerden entgegen. Ich bin deutlich ruhiger geworden und die Panikzustände sind nicht wieder aufgetreten; allerdings meide ich auch Situationen, in denen ich in Panik gerate (z.B. Arztbesuche). Mein Blutdruck ist von 170/95 (bei Angst 240/160) heruntergegangen auf im Schnitt 160/78(80) – wie gesagt, nach genau fünf Dekaden.

Nun weiß ich nicht, soll ich bis zehn Dekaden so weitermachen (ich bin 70 Jahre alt) oder kann ich mich dem nächsten Leiden, nämlich Hüft- und leichten Gehbeschwerden, zuwenden, die mir zur Zeit ziemlich zu schaffen machen? Ich habe eine Hüftarthrose beiderseits und Kreuzschmerzen, besonders beim Gehen.

Welches Programm schlagen Sie vor? Ich denke an 3, 8, 9 und beiderseits 16? Vor dem Schlafen gehen würde ich gern noch 10 dazu nehmen, wegen der Hypertonie und der Schlafverbesserung.

Arthrosen sind auf Ihrer Liste nicht ausdrücklich vermerkt, aber ich denke, sie ‚steckt' in den genannten Punkten mit drin. Gelegentliches Bestrahlen des Halswirbelbereiches hat sehr wohl getan, wenn ein etwas lädierter 7. Halswirbel einen Nerv reizt und heftige Schmerzen verursacht.

Ich möchte mich im Voraus für Ihre Mühe bedanken und hoffe, Sie nicht überfordert zu haben, wünsche Ihnen weiterhin viel Glück und Erfolg sowie viele zufriedene Patienten …"

Heilungsbeispiel: Schlaganfall

Herr A., 78 Jahre alt, hatte einen Schlaganfall erlitten. Sein körperlicher Zustand war danach sehr schlecht. Er hatte Wasser im Leib, von den Beinen an aufwärts bis zum Bauch, konnte nur noch lallen, und der Speichel lief ihm aus dem Mund.

Nach konsequenter Bestrahlung mit der Energielampe besserte sich sein Zustand nach einigen Monaten deutlich. Das Wasser verschwand, er konnte wieder sprechen und gehen, hatte seinen Körper unter Kontrolle und nebenbei stellte sich heraus, dass sich auch sein Blutbild verbessert hatte.

Heilungsbeispiel: Schlaflosigkeit, Nackenschmerzen

Frau L. litt seit 40 Jahren unter Schlaflosigkeit. Dieser Zustand dauert an seit der Geburt ihrer Tochter. Frau L. ist jetzt 63 Jahre alt. Sie klagt außerdem über Schmerzen im Nacken.

Den Energiestrahler benutzte sie zunächst etwa drei Wochen lang. Offenbar zeigte sich in dieser Zeit keine durchgreifende Besserung ihres Gesundheitszustands. Jedenfalls sollte die „Chinalampe" auf ihr Betreiben wieder abgeholt werden. Auf entschiedenes Zureden entschloss sie sich dann doch, die Lampe weiter zu benutzen. Inzwischen sind einige Monate vergangen. Frau L. schläft wieder nachts durch und ihre Nackenschmerzen sind nicht wieder aufgetreten.

Heilungsbeispiel: Stirnhöhlenvereiterung, Schmerzen im Knie

Frau O., 40 Jahre alt, litt unter einer Stirnhöhlenvereiterung. Nach einer Bestrahlungsdauer von zweieinhalb Perioden mit dem Energiestrahler klangen ihre Beschwerden vollständig ab. Nebenbei verschwanden auch ihre Schmerzen im Knie, unter denen sie seit geraumer Zeit litt.

Heilungsbeispiel: Grippe

Frau K., ca. 50 bis 55 Jahre alt, litt unter einer Sommergrippe, die nicht abklingen wollte. Ihr körperlicher Zustand wurde immer schwächer. Frau K. ging von Arzt zu Arzt. Doch keiner konnte ihr helfen. Nach einer 14 Tage dauernden Anwendung des Heilenergiestrahlers war sie geheilt.

Heilungsbeispiel: Ischias, Sehnenverkürzungen an den Fingern

Herr Z. litt seit Jahren unter Ischias. Außerdem waren mehrere Sehnen an seinen Fingern verkürzt. Die Finger standen krumm. Er benutzte die Chinalampe zwei Monate lang. Sein Ischias ist inzwischen verschwunden. Er kann seine Finger deutlich besser benutzen und spielt wieder Handball.

Heilungsbeispiel: Schulterentzündung, Bluthochdruck

Frau T. litt unter einer hartnäckigen Entzündung im Schulterbereich. Deswegen benutzte sie die Energieheillampe. Nach etwa vier Wochen klangen die Beschwerden in der Schulter ab. Ihr Blutdruck normalisierte sich „aus Versehen“ gleich mit. Frau T. ist 53 Jahre alt. Sie hatte seit fünf Jahren ihre Periode nicht mehr gehabt. Nach der Behandlung mit dem Energiestrahler kam ihre Regelblutung wieder. Frau T. fühlte sich deutlich jünger und leistungsfähiger.

Heilungsbeispiel: Ohrensausen

Herr D., 72 Jahre alt, litt unter Ohrensausen. Nach dreimonatiger Bestrahlung mit dem Energiestrahler verschwand das Ohrensausen vollständig.

Heilungsbeispiel: Bronchitis

L. H., ein 11jähriger Junge, litt unter einer hartnäckigen Bronchitis, die trotz ärztlicher Behandlung nicht abklingen wollte. Sein Vater lieh sich die Lampe von einem Nachbarn und bestrahlte den Jungen 14 Tage lang damit. Danach war die Bronchitis vollständig abgeklungen.

Heilungsbeispiel: Beginnende Blutvergiftung (Sepsis)

Herr K. stach sich beim Ausnehmen eines Fisches an einer Fischgräte. Sein Finger schwoll bald darauf stark an. An seiner Hand zeigte sich der typische rote Faden, der eine beginnende Sepsis anzeigt. Da Herr K. im Besitz einer Chinalampe war, bestrahlte er seine Hand sofort damit. Schon am nächsten Morgen floss aus der Wunde viel Eiter ab. Am Abend war die Schwellung des Fingers bereits zurückgegangen.

Heilungsbeispiel: Zahnvereiterung

Frau V. hatte schon längere Zeit Zahnschmerzen gehabt. Der Zahnarzt stellte anhand von Röntgenaufnahmen fest, dass der Unterkiefer vereitert war. Der Zahn sollte gezogen werden. Frau V. lieh sich die Chinalampe von ihrer Nachbarin und bestrahlte sich damit. Nach drei Tagen klang ihre Kieferentzündung ab. Der Zahn konnte gerettet werden.

Heilungsbeispiel: Zahnfleischentzündung

Herr K. litt unter einer Entzündung des Zahnfleisches, die durch eine schadhafte Brücke verursacht wurde. Er setzte seinen Energiestrahler ein. Nach wenigen Tagen klang die Entzündung ab. Dann erst ging er zum Zahnarzt, um die Brücke reparieren zu lassen. Eine Behandlung mit Antibiotika blieb ihm so erspart.

Heilungsbeispiel: Menstruationsbeschwerden

Frau K., etwa 35 Jahre alt, litt seit ihrer Pubertät unter Schmerzen während ihrer Regel. Durch die Behandlung mit dem Heilenergiestrahler verloren sich diese Beschwerden vollständig. Auch litt sie während ihrer Regel nicht mehr unter einem zu hohen Blutverlust.

Heilungsbeispiel: Migräne

Frau T., 55 Jahre alt, hatte etwa jeden zweiten Tag heftige Migräneanfälle. Kein Arzt konnte ihr dauerhaft helfen. Durch die Einnahme vieler Schmerzmittel drohten ihr Nierenschäden und andere gesundheitliche Nachteile. Seit sie sich auf die Dauer von 1 1/2 Monaten mit dem Energiestrahler behandelte, hatte sie nur noch einmal Kopfschmerzen. Die weitere Entwicklung bleibt abzuwarten. Möglicherweise wird sie die Bestrahlung über einen längeren Zeitraum fortsetzen müssen.

Heilungsbeispiel: Lähmung nach Schlaganfall

Herr Z., 60 bis 70 Jahre alt, hatte einen Schlaganfall erlitten. Sein rechtes Bein und sein rechter Arm waren gefühllos geblieben. Nachdem ihn seine Frau drei Tage lang mit dem China-Energiestrahler behandelt hatte, konnte er seine Finger wieder bewegen. Nach vier Wochen lief er 400 Meter weit ohne Hilfe anderer Personen. Allerdings benutzte er einen Stock.

Die Lampe hatte er sich von einem Freund geliehen. Er selbst kaufte sich keine Lampe. Inzwischen erklärte er gegenüber Bekannten, er brauche Rollstuhl und Lampe jetzt nicht mehr.

Heilungsbeispiel: Schlafstörungen, nächtliche Unruhe, Bluthochdruck

Frau R., 59 Jahre alt, litt seit 30 Jahren unter Bluthochdruck. Seit etwa zwei bis drei Jahren schlief sie nachts zunehmend schlechter und litt unter Unruhegefühl manchmal auch tagsüber. Nach dreimonatiger Behandlung mit dem Energiestrahler schlief sie nachts wieder durch, fühlte sich ruhiger und ihre Blutdruckwerte sanken von 180/100 auf 160/90.

Heilungsbeispiel: Restless-Legs-Syndrom (RLS)

Frau R. H. aus A. schreibt:

„Seit meiner Kindheit leide ich an der sogenannten RSL Krankheit (Restless Legs Syndrom – Ruhelose Beine, oftmals verbunden mit Kribbeln oder Schmerzen in den Beinen und mit Schlafstörungen). In einer Zeitschrift ‚Das Schlafmagazin' habe ich gelesen: ‚Was gibt es Neues bei der Therapie von RSL?'

Ich möchte berichten, dass es doch noch etwas gibt, was diese Krankheit und noch andere Schmerzen lindert, meine Krankheit aber wesentlich gelindert hat. Nach einiger Zeit konnte ich auf einen Großteil meiner Medikamente verzichten, so habe ich von 5–6 Sifrol Tabletten auf 1/2 Tablette reduzieren können, ebenso von 40 Tropfen Tilitin auf 2 x 6 Tropfen täglich.

Es würde mich außerordentlich freuen, wenn noch viele Menschen, die unter RSL leiden, von dieser Therapieform erfahren würden, die wirklich Linderung verschaffen kann."[15]

Heilungsbericht: Grippe, eitriger Schnupfen, Halsentzündung

Herr E. G. aus Wien teilt mit:

„Ich plage mich schon seit Jahren bei jeder leichten Grippe. Ich bekomme eitrigen Schnupfen, und immer breitet sich die Entzündung zum Hals aus. Ich bin mindestens 3 Wochen krank. Aber diesmal habe ich die Lampe

15 Dieser und die folgenden Heilungsberichte sind in einer Zusammenstellung von Referenzbeiträgen zur TDP-Chinalampe des Naturheilpraktiker Hans Joachim Schroeder im Internet enthalten: http://www.tdp-lampe.de/referenzen.htm, abgefragt am 02.05.2012

benützt, jeden Tag 3 x im Gesicht. Der starke Schnupfen war gleich nach einem Tag viel besser, und nach 5 Tagen war ich wieder gesund."

Heilungsbericht: Rückenschmerzen, Frostbeulen an den Füßen

R. H., Infanterieoffizier der US-Armee:

„Ich bin Infanterieoffizier in der amerikanischen Armee und befinde mich im Augenblick auf Urlaub von der Ranger-Schule der amerikanischen Armee. Im Folgenden beschreibe ich, wie die TDP-Lampe mir zu einem sehr wichtigen Zeitpunkt geholfen hat.

Ich liebe keine Kriegsgeschichten, und ich habe auch nicht zu viele Erfahrungen in der Armee. Aber die erste Phase der Ausbildung in der Ranger-Schule war zweifellos eine der schwierigsten physischen Prüfungen, die ich bestehen musste. Die Weihnachtsferien waren für mich aus zwei Gründen ein Segen. Die zwei Ferienwochen würden meinem Rücken und meinen Füßen die Zeit geben, sich von den drei Wochen äußerst hartem Training zu erholen. Ich begann meine Ferien mit starken Schmerzen im unteren Rückenbereich und einem nicht zu schweren Fall von Frostbeulen an vier meiner Zehen. Ich war schon früher mit Rückenschmerzen fertig geworden, aber diesmal fiel es mir schwer, selbst einfache Tätigkeiten zu verrichten, wie etwa das Bücken beim Schnüren der Schuhe. Ich machte mir keine zu großen Sorgen um die Rückenschmerzen, da ich wusste, dass ich meine Erholung durch eine Minderung meiner physischen Tätigkeit beschleunigen konnte. Die Frostbeulen machten mir Sorgen, da ich wusste, dass die nächste Trainingsphase aus einem Marsch in den Bergen bei Temperaturen zwischen 20° C und minus 20° C bestand. Mir wurde gesagt, es würde mindestens 2 bis 3 Monate dauern, bis ich das Gefühl in den Füßen wieder haben würde. Ich hörte auch, dass es in manchen Fällen einige Jahre dauern könnte. Während dieser Zeit erholte sich mein Vater von einer Fußverletzung mit der Hilfe einer therapeutischen Lampe, die als TDP-Lampe bekannt ist. Ich war anfangs skeptisch, da die Lampe wie etwas aussah, was nur seine Generation oder eine ältere nutzen würde. Da ich nicht viel Zeit hatte, entschloss ich mich, die Lampe auszuprobieren. Ich benutzte die Lampe für meinen Rücken und meine Füße eine halbe Stunde lang am Morgen und dann wieder am Abend, bevor ich schlafen ging. Ich wendete sie auch am Nachmittag eine halbe Stunde lang an, wenn ich zu Hause war. Ich habe die Lampe jetzt 10 Tage lang benutzt, und mein Rücken und meine Zehen haben sich wesentlich gebessert. Ich freue mich über jede Behandlung mit der TDP-Lampe. Die warmen Strahlen der Lampe geben mir wirklich das Gefühl, dass sie meine Schmerzen heilen, indem sie meine Muskeln entspannen und die Zirkulation in den bestrahlten Stellen erhöhen. Ich weiß wenig über die wissenschaftlichen Fakten der TDP-Lampe. Die Tatsache jedoch, dass meine Füße und mein Rücken fast zu 100% wieder hergestellt sind, führe ich auf die Behandlung mit der TDP-Lampe zurück. Die TDP-Lampe ist nicht nur etwas für Menschen um die 50 oder älter, wie ich erst annahm. Ich bin ein sehr gesunder 22jährigen Mann, der in einer guten körperlichen Verfassung ist, und habe von der TDP-Lampe sehr profitiert."

Heilungsbericht: Bruch des Schulterknochens, Schmerzen, Steifheitsgefühl in Nacken , Schultern und Rücken nach Autounfall

Frau D. D. aus Baltimore, MD:

„Ich studiere Akupunktur am Institut für Traditionelle Chinesische Medizin in Maryland. Daher kenne ich die therapeutischen Vorteile der TDP-Lampe sehr gut. Ich kaufte meine erste Lampe vor einem Jahr, als mein Mann sich seinen Schulterknochen brach. Sie half dem Heilungsprozess und linderte die Schmerzen.

Ich hatte vor kurzem einen Autounfall und begann die Lampe selbst zu benutzen, um die Schmerzen und das Steifheitsgefühl im Nacken, den Schultern und im Rücken zu lindern."

Heilungsbericht: Bauchschmerzen und -krämpfe, Glieder- und Muskelschmerzen, kalte Füße

Frau H. A. aus Alexandria, VA:

„Ich finde vielseitige Verwendungen für meine TDP-Lampe. Ich benutze sie gegen Bauchschmerzen und Bauchkrämpfe und mein Mann gegen seine Glieder- und Muskelschmerzen, da er schwere Lasten trägt. Ich benutze sie sogar, um meine kalten Füße aufzuwärmen."

Behandlungstabellen

Hinweise

Falls die teilweise empfohlene Behandlungsdauer von insgesamt 80 Minuten ein organisatorisches Problem (z.B. in Behandlungspraxen) darstellen sollte, ist eine Verkürzung von 20 Min. auf 15 Min. für jede Bestrahlungsstelle grundsätzlich denkbar. Eine kürzere Behandlungsdauer kann allerdings auch die Heilwirkung verringern.

Die Behandlung mit der Chinalampe erfolgt, was die Dauer nach Tagen betrifft, grundsätzlich ohne zeitliche Begrenzung des Behandlungszeitraums.

Krankheit/Beschwerden	Seite	Bestrahlungszonen				Anwendungen	Bestrahlungsdauer	Hinweise
Afterbeschwerden (Juckreiz)	58	Betroffener Körperteil	9	6		1 x täglich	Je 30 Min.	
Alterserscheinungen, Vorbeugen			2	10		1 x täglich	Je 15 Min.	
Angina			2	6	10	2 x täglich	Je 10 Min.	
Arthritis		Betroffener Körperteil				2 x täglich	Je 15 Min.	
Arthrose (im Kniegelenk, Gonarthrose)		Betroffener Körperteil	12	12		2 x täglich	Je 15 Min.	Rechts und links bestrahlen
Asthma bronchiale	51		1 + 6	2 + 7		1 x täglich	Je 20 Min.	
Bänderriss	72	Betroffener Körperteil	8			1 x täglich	Je 30 Min.	
Bänderzerrung	72	Betroffener Körperteil	8			1 x täglich	Je 30 Min.	
Bandscheibenvorfall	64	Betroffener Körperteil	9	16		1 x täglich	Je 30 Min.	Zone 16: schmerzende Seite
Bauchbeschwerden	88		3	4	9	1 x täglich	Je 30 Min.	
Blasenentzündung	79		3 + 4	9 + 8		1x täglich	Je 15 – 20 Min.	
Blutdruck, unregelmäßig	40–42		10	6		1x täglich	Je 30 Min.	Beide Fußsohlen gemeinsam bestrahlen
Bluterguss		Betroffener Körperteil	8			1 x täglich	Je 30 Min.	
Bluthochdruck (Hypertonie)	38/39		10	7		1 x täglich	Je 20 – 30 Min.	Beide Fußsohlen gemeinsam bestrahlen
Blutniedrigdruck (Hypotonie)	40		10			1 x täglich	Je 20 – 30 Min.	Beide Fußsohlen gemeinsam bestrahlen
Bronchitis	51		1 + 6	2 + 7		1 x täglich	Je 20 Min.	
Bruch (Knochen-)	72	Betroffener Körperteil	8			1 x täglich	Je 30 Min.	
Brust(drüsen)entzündung			2			2 x täglich	Je 10 Min.	
Colitis (Dickdarmentzündung)	57		8	12		1 x täglich	Je 30 Min.	Zone 12: jeweils links und rechts
Darmprobleme (bei Allergien)	85		8	3	12	1 x täglich	Je 20 Min. Zone 12: 15 Min.	Zone 12 jeweils rechts und links

Krankheit/Beschwerden	Seite	Bestrahlungszonen				Anwendungen	Bestrahlungsdauer	Hinweise
Dekubitus (offene Wunden vom Liegen)	78	Betroffener Körperteil	8	6		1 x täglich	Je 30 Min.	
Depressive Verstimmung	47		7	12	11	1 x täglich	Je 20 Min. Zone 11: 15 Min.	Zone 11 und 12 rechts und links
Diabetes (Form I und II)	49/50	Bauchspeicheldrüse direkt	7	6	22 (links)	1 x täglich	Je 20 Min.	In tägl. Wechsel mit Zone 8, 19 und 22 rechts
Dickdarmentzündung (Colitis)	57	Zuerst den Schmerzpunkt	8	12		1 x täglich	Je 30 Min.	Zone 12 jeweils rechts und links
Dünndarmentzündung (Morbus Crohn)	57	Zuerst den Schmerzpunkt	8	12		1 x täglich	Je 30 Min.	Zone 12 jeweils rechts und links
Durchfall	97		3 + 4	9 + 8		1 x täglich	Je 20 Min.	
Ekzem	70	Betroffener Körperteil	6			1 x täglich	Je 30 Min.	
Ellenbogengelenk, Entzündung	102		6	7	5	1 – 2 x täglich	Je 10 Min.	
Energiearmut	35/36		3	8	22	1 x täglich	Je 20 Min.	In täglichem Wechsel mit Zone 4, 7 und 12
Entzündung der Genitalien	81	Betroffener Körperteil	3 + 4	9	8	1 x täglich	Je 15 – 20 Min.	
Entzündung der unteren Gliedmaßen	101/102	Betroffener Körperteil	9	8	10	1 x täglich	Je 10 Min.	Zone 10 beide Fußsohlen
Erfrierung, Oberkörper	72	Betroffener Körperteil	6	8	5	1 x täglich	Je 20 Min.	
Erfrierung, Unterkörper	72	Betroffener Körperteil	6	8	10	1 x täglich	Je 20 Min.	
Erhalt der Gesundheit	35/36		3	8	22	1 x täglich	Je 20 Min.	In täglichem Wechsel mit Zone 4, 7 und 12
Erkältung	55		6	13		1 x täglich	Je 30 Min.	
Furunkel	72	Betroffener Körperteil	9			1 – 2 x täglich	Je 15 Min.	
Gallenbeschwerden	53	Betroffener Körperteil	7	8		1 x täglich	Je 30 Min.	
Ganglion (Überbein) am Handrücken	67	Betroffener Körperteil	8			1 x täglich	Je 30 Min.	
Ganglion (Überbein) am Knie	67	Betroffener Körperteil	8	17		1 x täglich	Je 20 Min.	

Krankheit/Beschwerden	Seite	Bestrahlungszonen				Anwendungen	Bestrahlungsdauer	Hinweise
Gehörgangsentzündung	76	Betroffener Körperteil	8	23		1 x täglich	Je 30 Min.	Augen abdecken!
Gelenkentzündung im Oberkörper	100	Betroffener Körperteil	6	8	5	1 x täglich	Je 20 Min.	Zone 5: 30 Min. bestrahlen
Gelenkentzündung im Unterkörper	100	Betroffener Körperteil	9	8	10	1 x täglich	Je 20 Min.	
Gelenkprobleme im Kniegelenk	101	Betroffener Körperteil	9	8	10	1 x täglich	Je 15 Min.	Zone 9: 20 Min. bestrahlen
Gelenkprobleme im Ellenbogen	102	Betroffener Körperteil	6	8	5	1 x täglich	Je 15 Min.	Zone 6: 20 Min. bestrahlen
Gelenkprobleme im Schultergelenk	102	Betroffener Körperteil	6	8	5	1 x täglich	Je 20 Min.	
Genitalienentzündung	81	Betroffener Körperteil	3 + 4	9	8	1 x täglich	Je 15 – 20 Min.	
Gesichtslähmung	103	Betroffener Körperteil	6	5		1 x täglich	Je 30 Min.	
Gewebewassersucht (Oberkörper)	43	Betroffener Körperteil	6	5		1 x täglich	Je 20 Min.	
Gewebewassersucht (Unterkörper)	43	Betroffener Körperteil	9	10		1 x täglich	Je 20 Min.	
Gliederschmerzen (Oberkörper)	98	Betroffener Körperteil	6	5		1 x täglich	Je 30 Min.	
Gliederschmerzen (Unterkörper)	99	Betroffener Körperteil	9	10		1 x täglich	Je 30 Min.	
Gürtelrose	71	Betroffener Körperteil	6			1 x täglich	Je 30 Min.	

Halswirbelbeschwerden	60/61	Betroffener Körperteil	6	19		1 x täglich	Je 30 Min.	
Hämorrhoiden	58	Betroffener Körperteil	9			1 x täglich	Je 30 Min.	
Hautallergien	85	Betroffener Körperteil	6			1 x täglich	Je 30 Min.	
Hautprobleme	70	Betroffener Körperteil	6			1 x täglich	Je 20 Min.	Betroffene Stelle 30 Min. bestrahlen
Herpes	70/71	Betroffener Körperteil	6			1 x täglich	Je 30 Min.	
Herzkranzarterienverkalkung	44		7	2	11	1 x täglich	Je 30 Min.	Jede Hand einzeln 15 Min. bestrahlen
Herzschlag unregelmäßig	45		7	11		1 x täglich	Je 30 Min.	Jede Hand einzeln 15 Min. bestrahlen
Herzschlag zu schnell	45		7	10	11	1 x täglich	Je 30 Min.	Jede Hand einzeln 15 Min. bestrahlen
Heuschnupfen	85		6	13	19	1 x täglich	Je 30 Min.	

Krankheit/Beschwerden	Seite	Bestrahlungszonen				Anwendungen	Bestrahlungsdauer	Hinweise
Hitzewallungen	89		2	6		1 x täglich	Je 20 Min.	
Hörkraft (Schwächung)	75	Betroffener Körperteil	8	11	23	1 x täglich	Je 15 – 20 Min.	
Hüftverspannung	90		3 + 8	9	5	1 x täglich	Je 20 Min.	
Husten	85		1 + 2	6	7	1 x täglich	Je 20 Min.	
Hypertonie (Bluthochdruck)	38/39		10	7		1 x täglich	Je 20 – 30 Min.	
Hypotonie (Blutniedrigdruck)	40		10			1 x täglich	Je 20 – 30 Min.	
Impotenz	82		4	8	21	1 x täglich	Je 20 Min.	
Interkostalnervenschmerz (Rippenprellung)	65	Betroffener Körperteil	6	15		1 x täglich	Je 30 Min.	Zone 15 links und rechts je 15 Min.
Ischias	63	Betroffener Körperteil	9	16	10	1 x täglich	Je 20 – 30 Min.	
Kniegelenk, Schmerzen	101		12			2 x täglich	Je 15 Min.	Links und rechts
Knöchel, Verstauchung	72	Außenseite des Knöchels	22			2 x täglich	Je 15 Min.	Links und rechts
Knochenbruch	72	Betroffener Körperteil	8			1 x täglich	Je 30 Min.	
Kopfschmerzen	56, 80, 98		6	13		1 x täglich	Je 30 Min.	
Kraftlosigkeit	89		2	6		1 x täglich	Je 20 Min.	
Krampfaderentzündung	77	Betroffener Körperteil	2			1 x täglich	Je 30 Min.	
Kreuzschmerz	90		3 + 8	9	5	1 x täglich	Je 20 Min.	
Lähmung (Gesichts-)	103	Betroffener Körperteil	6	5		1 x täglich	Je 30 Min.	Augen abdecken!
Lähmung (Schüttel-, Parkinson)	103	Betroffener Körperteil	1	6	5	1 x täglich	Je 30 Min.	
Leberbeschwerden	53	Betroffener Körperteil	7	8		1 x täglich	Je 30 Min.	
Lendenwirbelbeschwerden	90	Betroffener Körperteil	3 + 8	9	5	1 x täglich	Je 20 Min.	

Krankheit/Beschwerden	Seite	Bestrahlungszonen				Anwendungen	Bestrahlungsdauer	Hinweise
Magenbeschwerden	54	Betroffener Körperteil	8	12		1 x täglich	Je 20 Min.	Zone 12 rechts und links bestrahlen
Männerbeschwerden	82–84	Betroffener Körperteil	7	8	4	1 x täglich	Je 30 Min.	
Mattigkeit/Schwindel	91		1 + 4	6	9	1 x täglich	Je 20 Min.	
Menstruationsschmerzen	79–81	Betroffener Körperteil	3 + 4	9	8	1 x täglich	Je 15 – 20 Min.	
Migräne	92–95		6 + 13	10	24	1 x täglich	Je 20 Min.	Zone 24 in täglichem Wechsel links bzw.rechts
Mittelohrentzündung	76	Betroffener Körperteil	6	8		1 x täglich	Je 30 Min.	Augen abdecken!
Morbus Crohn (Dünndarmentzündung)	57	Betroffener Körperteil	8	12		1 x täglich	Je 20 Min.	Zone 12 rechts und links bestrahlen
Müdigkeit	35/36	Betroffener Körperteil	3	8	22	1 x täglich	Je 20 Min.	In täglichem Wechsel mit Zone 4, 7 und 12
Muskelkater	72	Betroffener Körperteil	8			1 x täglich	Je 30 Min.	
Muskelverspannung	72	Betroffener Körperteil	8			1 x täglich	Je 30 Min.	
Muskelzerrung	72	Betroffener Körperteil	8			1 x täglich	Je 30 Min.	
Nebenhöhlenentzündung	55	Betroffener Körperteil	6	13	19	1 x täglich	Je 30 Min.	
Nervenschwäche	48		7			1 x täglich	45 Min.	
Neurodermitis	70	Betroffener Körperteil	6			1 x täglich	Je 30 Min.	
Ödeme (Wassersucht) (Oberkörper)	43	Betroffener Körperteil	6	5		1 x täglich	Je 20 Min.	
Ödeme (Wassersucht) (Unterkörper)	43	Betroffener Körperteil	9	10		1 x täglich	Je 20 Min.	
Offene Wunden (vom langen Liegen/Dekubitus)	78	Betroffener Körperteil	8	6		1 x täglich	Je 30 Min.	
Offenes Bein (bei Venenleiden/Unterschenkel ulcera)	77	Betroffener Körperteil	2	6		1 x täglich	Je 30 Min.	
Operationsnarbe (im Oberkörper)	72	Betroffener Körperteil	6	8	5	1 x täglich	Je 20 Min.	

Krankheit/Beschwerden	Seite	Bestrahlungszonen				Anwendungen	Bestrahlungsdauer	Hinweise
Operationsnarbe (im Unterkörper)	72	Betroffener Körperteil	6	8	10	1 x täglich	Je 20 Min.	
Osteoporose	35/36	Betroffener Körperteil	3	8	22	1 x täglich	Je 20 Min.	Behandlung (1) und (2) in täglichem Wechsel anwenden
		Betroffener Körperteil	4	8	22	1 x täglich	Je 20 Min.	
Ohrensausen (Tinnitus)	75	Betroffener Körperteil	8	11	23	1 x täglich	Je 15 – 20 Min.	
Parkinson (Schüttellähmung)	103		1	6	5	1 x täglich	Je 30 Min.	
Phlebitis (Venenentzündung)	77	Betroffener Körperteil	2			1 x täglich	Je 30 Min.	
Prellung	72	Betroffener Körperteil	8			1 x täglich	Je 30 Min.	
Prolaps ani (Heraustreten von Geweben/Organen am After)	58/59	Betroffener Körperteil	9			1 x täglich	Je 30 Min.	
Prostata	84	Betroffener Körperteil	3 + 8	4	9	1 x täglich	Je 20 Min.	
Regelblutungstörung	79–81	Betroffener Körperteil	3 + 4	9	8	1 x täglich	Je 15 – 20 Min.	
Rheumatismus (im Oberkörper)	69	Betroffener Körperteil	6	5		1 x täglich	Je 30 Min.	
Rheumatismus (im Unterkörper)	69	Betroffener Körperteil	9	10		1 x täglich	Je 30 Min.	
Rippenprellung	65	Betroffener Körperteil	6	15		1 x täglich	Je 30 Min.	Zone 15: links und rechts je 15 Min.
Rippenschmerz (Zwischen-/Interkostalnervenschmerz)	65	Betroffener Körperteil	6	15		1 x täglich	Je 30 Min.	Zone 15: links und rechts je 15 Min.
Rückenverspannung	90	Betroffener Körperteil	3 + 8	9	5	1 x täglich	Je 20 Min.	
Samenerguss, vorzeitig	83		4 + 9	22		1 x täglich	Je 20 Min.	Zone 22 links und rechts
Schilddrüsenüberfunktion	104		1	8		1 x täglich	Je 30 Min.	in täglichem Wechsel mit Zone 24 und 19
Schilddrüsenunterfunktion	104		1	8		1 x täglich	Je 20 Min.	in täglichem Wechsel mit Zone 24 und 19
Schlaflosigkeit	46		10	7	2	1 x täglich	Je 20 – 30 Min.	

Krankheit/Beschwerden	Seite	Bestrahlungszonen				Anwendungen	Bestrahlungsdauer	Hinweise
Schlaganfall (Lähmung Oberkörper)	41		6	5		1 x täglich	Je 30 Min.	
Schlaganfall (Lähmung Unterkörper)	41		9	10		1 x täglich	Je 30 Min.	
Schnupfen		Gesicht direkt behandeln				1 – 2 x täglich	Je 15 Min.	Augen mit Tuch abdecken!
Schulterentzündung	62	Betroffener Körperteil	6	14		1 x täglich	Je 30 Min.	
Schuppenflechte (Psoriasis)	70	Betroffener Körperteil	6			1 x täglich	Je 30 Min.	
Schüttellähmung (Parkinson)	103		1	6	5	1 x täglich	Je 30 Min.	
Schwächung der Hörkraft	75	Betroffener Körperteil	8	11	23	1 x täglich	Je 15-20 Min.	
Schwindel/Mattigkeit	88		1 + 4	6	9	1 x täglich	Je 20 Min.	
Schwinden der Lust	82		7	8	4	1 x täglich	Je 30 Min.	
Sehnenentzündung (Tendinitis)	72	Betroffener Körperteil	8			1 x täglich	Je 30 Min.	
Sportverletzung	72	Betroffener Körperteil	8			1 x täglich	Je 30 Min.	
Steißnervschmerz	63	Betroffener Körperteil	9	16	10	1 x täglich	Je 20 – 30 Min.	

Tendinitis (Sehnenentzündung)	72	Betroffener Körperteil	8			1 x täglich	Je 30 Min.	
Tennisarm	72	Betroffener Körperteil	8			1 x täglich	Je 30 Min.	
Tinnitus (Ohrensausen)	75	Betroffener Körperteil	8	11	23	1 x täglich	Je 15 – 20 Min.	
Tuberkulose der Lunge	52	Betroffener Körperteil	8	14		1 x täglichww	Je 20 Min.	Unterstützt die medikamentöse Therapie

Überbein (Ganglion) am Handrücken	67	Betroffener Körperteil	8			1 x täglich	Je 30 Min.	
Überbein (Ganglion) am Knie	67	Betroffener Körperteil	8	17		1 x täglich	Je 20 Min.	
Unpässlichkeiten (altersbedingt)	37		1	3		1 x täglich	Je 20 – 30 Min.	Ergänzend: Zone 2, 7, 9 je 10 – 15 Min.
Unterschenkel ulcera (Offenes Bein bei Venenleiden)	77	Betroffener Körperteil	2	6		1 x täglich	Je 30 Min.	

Krankheit/Beschwerden	Seite	Bestrahlungszonen				Anwendungen	Bestrahlungsdauer	Hinweise
Venenentzündung (Phlebitis)	77	Betroffener Körperteil	2	6		1 x täglich	Je 30 Min.	
Verbrennung (Oberkörper)	72	Betroffener Körperteil	6	8	5	1 x täglich	Je 20 Min.	
Verbrennung (Unterkörper)	72	Betroffener Körperteil	6	8	10	1 x täglich	Je 20 Min.	
Verletzungsnarben am Oberkörper	74	Betroffener Körperteil	6	8	5	1 x täglich	Je 20 Min.	
Verletzungsnarben am Unterkörper	74	Betroffener Körperteil	6	8	10	1 x täglich	Je 20 Min.	
Verspannung (Muskel)	72	Betroffener Körperteil	8			1 x täglich	Je 30 Min.	
Verspannung (Rücken)	90	Betroffener Körperteil	3 + 8	9	5	1 x täglich	Je 20 Min.	
Verstauchung	72	Betroffener Körperteil	8			1 x täglich	Je 30 Min.	
Verstopfung	96		3 + 4	8 + 9	12	1 x täglich	Je 15 – 20 Min.	Zone 12 rechts und links
Vorzeitiger Samenerguss	83	Betroffener Körperteil	4	9	22	1 x täglich	Je 20 Min.	Zone 22 rechts und links
Wadenkrampf	68	Betroffener Körperteil	18	10		1 x täglich	Je 20 Min.	Zone 18: 45 Min. an der betroffenen Wade
Wechseljahresbeschwerden (Frauen)			4	10		1 x täglich	Je 15 Min.	Zone 10 jeden Fuß einzeln
Wechseljahresbeschwerden (Männern)			8	10		1 x täglich	Je 15 Min.	Zone 10 jeden Fuß einzeln
Wetterfühligkeit	98/99		6	13		1 x täglich	Je 30 Min.	
Wirbelsäulenschmerz	63	Betroffener Körperteil	8	9		1 x täglich	Je 30 Min.	
Zahnfleischentzündung	66	Betroffener Körperteil	19	6	8	1 x täglich	Je 20 Min.	
Zahnschmerz	66	Betroffener Körperteil	19			1 x täglich	Je 30 Min.	
Zerrung (Muskel)	72	Betroffener Körperteil	8			1 x täglich	Je 30 Min.	
Zwischenrippenschmerz (Prellung) (Interkostalnervenschmerz)	65	Betroffener Körperteil	6	15		1 x täglich	Je 30 Min.	Zone 15 rechts und links je 15 Min.

Verzeichnis der Krankheiten von A bis Z

So finden Sie die Behandlungsstellen für die einzelnen Krankheiten

Zusätzlich zu den auf den vorhergehnden Seiten 144 bis 151 dargestellten Behandlungsplänen zu den einzelnen Krankheiten finden Sie hier ein alphabetisch geordnetes Verzeichnis der einzelnen Krankheiten mit den genauen Fundstellen. Es erleichtert Ihnen die Orientierung.